In guter Hoffnung

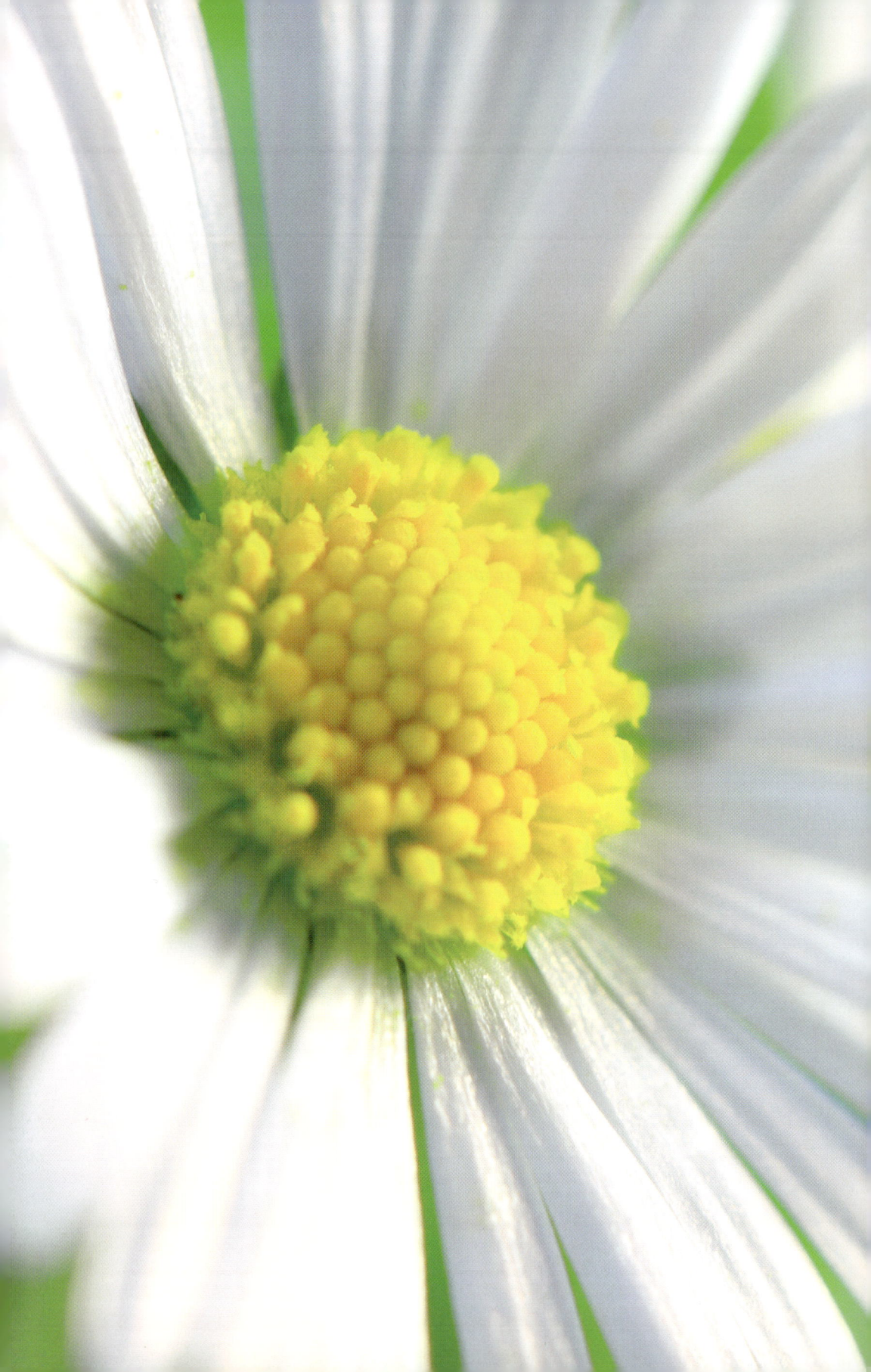

Monika Kreiner, Claudia Pfrang

In guter Hoffnung

Gedanken, Gebete, Segenswünsche
für die Zeit der Schwangerschaft

Unter Mitarbeit von
Kathrin-Anne Hanses, Hebamme

Kösel

Inhalt

Verlagsgruppe Random House FSC® N001967
Das für dieses Buch verwendete FSC®-zertifizierte
Papier *Hello Fat Matt* liefert OSPAP.

Copyright © 2013 Kösel-Verlag, München,
in der Verlagsgruppe Random House GmbH
Umschlag: fuchs_design, München
Umschlagmotiv: © istockphoto: Moncherie, Jelena
   Veskovic, NightAndDay Images, Aldo Murillo,
   Dawn Poland, Mark Goddard, MachineHeadz,
   Simon Bradfiled, Shwan Gearhart, LifesizeIma-
   ges, Salima Senyavskaya; © shutterstock: Vivid
   Pixels
Druck und Bindung: Těšínská tiskárna, Český Těšín
Printed in the Czech Republic
ISBN 978-3-466-36848-8

www.koesel.de

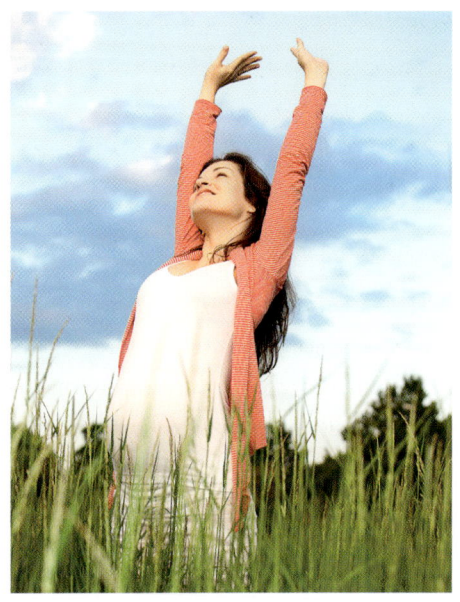

Vorwort

Liebe Leserin!

Wenn Sie in diesem Buch blättern, verbindet Sie etwas ganz Einmaliges und Besonderes mit all den anderen Frauen, deren Gedanken gerade jetzt um das gleiche Thema kreisen: Sie sind schwanger! Sie tragen ein neues, noch unbekanntes Leben in sich! Ein kleines großes Wunder ist geschehen.

In vielen Ratgebern oder Broschüren aus der Arztpraxis finden Sie viele Informationen über Ernährung, Bewegung und andere medizinische Aspekte der Schwangerschaft. Doch das ist nur die eine Seite dieses aufregenden Lebensabschnittes, in dem Sie sich gerade befinden. Ebenso bedeutungsvoll ist auch die »innere« Seite, ist das, was in Ihnen geschieht, was Sie denken und fühlen. Viele neuartige, aufwühlende und ungewohnte Dinge werden nun in den kommenden Monaten auf Sie zukommen und in Ihnen passieren. Was erfüllt Sie mit Freude und Hoffnung? Schließlich sind Sie ja auch »guter Hoffnung«. Daneben stehen wohl auch Sorgen und Ängste. Viele Fragen und Gefühle – manchmal ganz gegensätzliche – werden auftauchen und Sie beschäftigen. Wir wünschen Ihnen, dass Sie diese mit Ihrem Partner und / oder mit Freundinnen besprechen können.

Dieses Buch begleitet Sie durch die anstehenden Monate der Schwangerschaft. Sie finden Anstöße, die Sie (und eventuell auch Ihren Partner) auf das Neue einstimmen können, was das Leben nun für Sie bereithält. Texte und Gedanken anderer Frauen, die hier gesammelt sind, wollen Ihnen ebenso helfen, Gefühle zu »sortieren« und sich von den Erfahrungen anderer Frauen in dieser Situation anregen und tragen zu lassen.

Wir möchten Sie mit den Gedanken, Gebeten und Segenswünschen während Ihrer Schwangerschaft begleiten. Diese sollen Sie ermutigen, die Freude auf Ihr Kind zusammen mit Ihrem Bauch wachsen und stark werden zu lassen, es mit Zuversicht und Liebe zu erwarten und willkommen zu heißen.

Für jeden neuen Schwangerschaftsmonat finden Sie einen kurzen Text über die körperlichen Veränderungen bei Ihnen selbst und Ihrem Baby. Diese Informationen wurden von einer Hebamme aus dem reichen Schatz ihrer Berufserfahrung mit schwangeren Frauen zusammengetragen. Im Mittelpunkt stehen aber die Gefühle

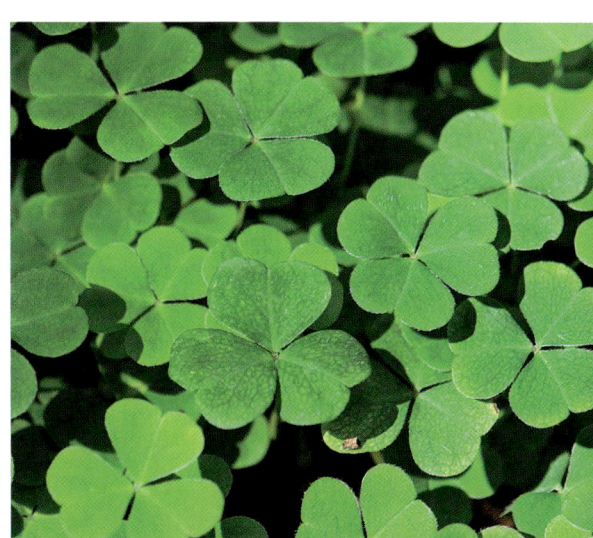

und Stimmungen dieser Zeit, die viel Bewegung in Ihr Leben sowie in Ihre Beziehung bringen. Gedanken, Meditationen und Anregungen laden ein, sich diesen Gefühlen und Stimmungen zu stellen, darin sich selbst und das volle Leben zu entdecken. Kaum eine andere Lebensphase lässt Sie als Frau so unmittelbar spüren, wie dicht Sie mit dem Leben verwoben sind. Kaum ein anderer »Zustand« führt so bewusst an das Leben heran, wie die Zeit der Schwangerschaft. Nutzen Sie diese Zeit, intensiver als bisher, um mit dem Leben in Berührung zu kommen. Das Buch lädt Sie an einigen Stellen mit Raum für persönliche Eintragungen und Notizen ein, wichtige Erfahrungen dieser Zeit festzuhalten und damit »aufzubewahren«.

Es kann in schwierigen Zeiten guttun, sich an diese wunderbaren Anfänge zu erinnern.

Dieses kleine Wunder in Ihnen macht spür- und begreifbar, dass es tatsächlich Wunder gibt, Wunder, die über uns hinausweisen, die uns zeigen, dass es »mehr« in unserem Leben gibt. Dieses »Mehr« lässt uns auch ahnen, dass »Schöpfung« mehr ist als nur das, was wir selbst täglich mit unseren Händen oder unserem Kopf hervorbringen.

»Jedes neugeborene Kind bringt die Botschaft, dass Gott sein Vertrauen in die Menschheit noch nicht verloren hat«, schreibt der indische Dichter und Nobelpreisträger Rabindranath Tagore.

Vielleicht mögen Sie in einer ruhigen

Minute die ausgewählten Gedichte und Meditationen laut lesen und damit eine erste Aus- und »Vorlesezeit« für sich und Ihr Kind gestalten, die Sie in dieses Geheimnis des »Mehr« in der Schwangerschaft hineinführt.

Darüber hinaus haben wir versucht, dem ganzen Leben mit allen Facetten – auch den dunklen – Raum zu geben. So finden Sie in diesem Begleiter zudem Impulse für Zeiten, in denen es nicht so läuft wie geplant, in denen alles ganz anders ist. Hier danken wir besonders den Frauen, die uns am Reichtum Ihrer Erfahrungen teilhaben lassen.

Wir wünschen Ihnen viel Ruhe und Gelassenheit und alle Zeit der Welt, die Sie brauchen, um Woche für Woche mehr Ihre Schwangerschaft als »Zeit der Reifung und Rundung« zu erleben.

Wenn Sie den einen oder anderen Gedanken mit uns teilen möchten, können Sie uns gerne schreiben, die Adressen finden Sie am Ende des Buches.

Dieses Buch ist im kreativen Zusammenspiel von uns, einer Hebamme und zwei Theologinnen, entstanden. Wir selbst haben unsere Schwangerschaften als eine besonders wertvolle Zeit unseres Lebens in unseren Herzen bewahrt und wünschen Ihnen für sich selbst und das Kind, das Sie in sich tragen, alles Gute und Gottes Segen! Bleiben Sie guter Hoffnung!

Monika Kreiner & Claudia Pfrang

Die drei wichtigen Phasen der Schwangerschaft

Man kann die Schwangerschaft grundsätzlich in drei Phasen einteilen:

Das *erste Trimenon* (1. bis 12. Schwangerschaftswoche) ist die Phase der hormonellen Umstellung.

Das *zweite Trimenon* (13. bis 28. Schwangerschaftswoche) wird umschrieben als die Phase der Anpassung und des Wohlbefindens.

Das *dritte Trimenon* (29. bis 40. Schwangerschaftswoche) zeigt sich als Phase der Beschwerlichkeit und der Vorbereitung auf die Geburt.

Die Dauer der Schwangerschaft berechnet sich nach dem 1. Tag der letzten Regel bis zum Tag der Geburt. Also im Durchschnitt 280 Tage oder aber anders ausgedrückt, 40 Wochen, 10 Mondmonate zu 28 Tagen bzw. 9 Kalendermonate.

In diesem Buch wird die Schwangerschaftsdauer in Wochen und Monaten beschrieben.

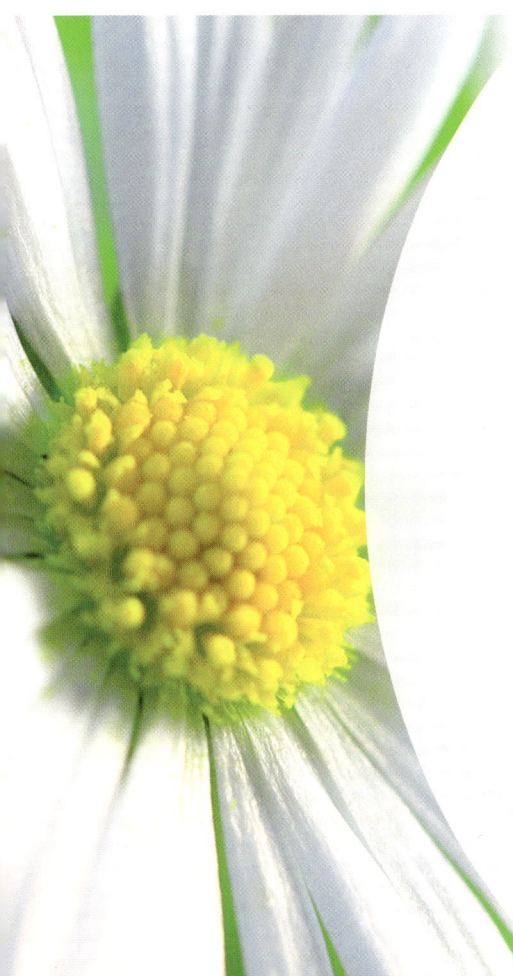

Zuversicht

Geborgen bist du, mein Kind.
Ich trage dich in meinem Leib,
mit zwei Füßen auf der Erde stehend,
mit allem, was wächst, verbunden.

Geborgen bist du, mein Kind.
Ich trage dich in meinem Leib,
für den Himmel offen,
Gottes Hilfe erbittend.

Gesegnet bist du, mein Kind!
Mögest du in meinem Leib
Kraft und Mut sammeln
für dein Wachstum.
Ich will das Meine dazugeben:
Liebe und Halt.
Möge Gott dir das Seine schenken:
Freiheit und Leben.

MONIKA KREINER

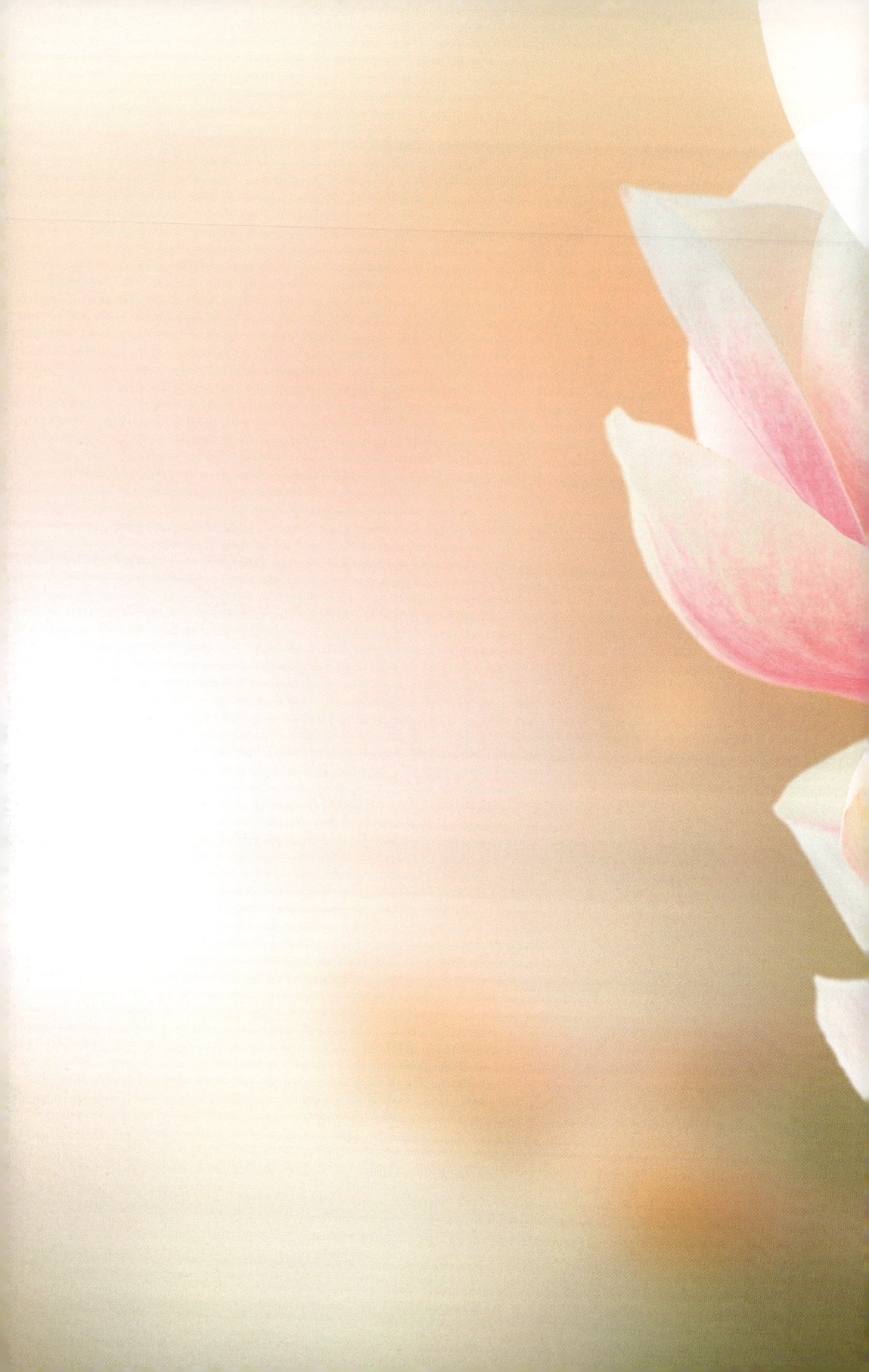

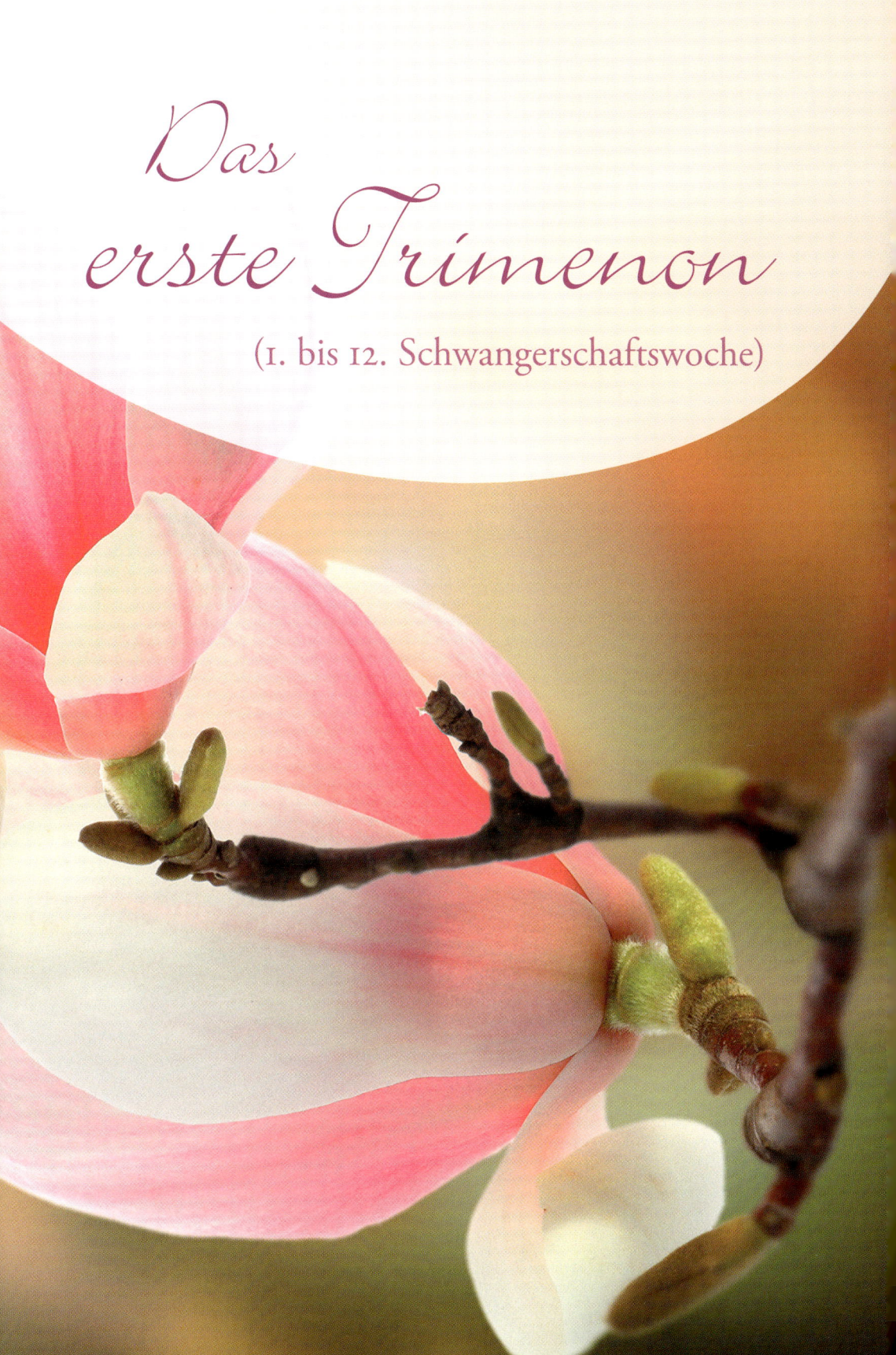

Das erste Trimenon

(1. bis 12. Schwangerschaftswoche)

Kleines Wunder
noch nicht zu greifen
kaum zu begreifen

Kleines Wunder
In mir
noch unbemerkt
wächst du
geschieht das größte Wunder
wächst
Leben

CLAUDIA PFRANG

Das Wunder hat stattgefunden: Sie sind schwanger und ein neuer Mensch entsteht! Dies mit allen Sinnen zu begreifen, dazu helfen die körperlichen Veränderungen. Jede Zelle in Ihrem Körper ist nun »auf schwanger programmiert«.

Die umwerfende Nachricht kann oftmals ambivalente Gefühle wecken: Vielleicht haben Sie sich schon lange auf diesen Augenblick gefreut, ihn gar herbeigesehnt oder er löst viele Fragen, womöglich Sorgen und Ängste aus. Gerade dieses »Hin und Her«, das Durcheinander von verschiedensten Gefühlen und Gedanken ist charakteristisch für diese Zeit der ersten 12 Wochen. Von nun an werden Sie viele Entscheidungen sprichwörtlich »aus dem Bauch heraus« treffen, denn Sie tragen die Verantwortung für sich selbst und für das noch sehr kleine und zarte Leben in Ihnen.

All diese gegensätzlichen Gedanken und Gefühle sind völlig normal, ja sogar wichtig. Sie helfen Ihnen, sich in den kommenden Monaten Schritt für Schritt mit der neuen Lebenssituation auseinanderzusetzen. So wie Ihr Ungeborenes geschützt in der Gebärmutter heranreift und wächst, so reifen und wachsen auch Sie als Mutter heran. Sie werden nicht von heute auf morgen Mutter. Sie haben, wenn alles gut geht, neun Monate Zeit, sich einzustellen auf Ihr neues Leben als Frau, Mutter, Partnerin.

Hier bin ich! Ich brauche dich!

Das Kind in Ihrem Bauch, ist es auch noch so winzig, macht schon in den ersten Tagen und Wochen nach der Einnistung auf sich aufmerksam. Manche Frauen fragen sich, warum ihnen auf einmal so viel Energie zuwächst, andere fühlen sich plötzlich nicht mehr so leistungsfähig. Die häufigsten Beschwerden in dieser Zeit sind Übelkeit und Erbrechen, ungewöhnliche Gelüste, Müdigkeit und Empfindlichkeit gegenüber bestimmten Gerüchen. Manche Frauen verspüren auch ein vermehrtes Spannungsgefühl in den Brüsten. All diese Beschwerden können unterschiedlich stark ausgeprägt sein und auch von Zeit zu Zeit variieren. Manche Frauen können dadurch die erste Zeit der Schwangerschaft so gar nicht genießen.

Es gibt natürlich medizinische Erklärungen, warum der Körper so auf die Schwangerschaft reagiert. Für die auftretende

Übelkeit sind Hormone verantwortlich, doch man kann diese Veränderungen auch von einer ganzheitlichen Seite betrachten: Das Kind möchte schon in diesem Stadium auf sich aufmerksam machen. Es sagt: »Hier bin ich! Auch wenn du mich noch nicht spürst: Ich bin da und brauche deine Zeit und Zuwendung!« Vielleicht hilft Ihnen dieser Denkanstoß, die Beschwerden zu verstehen und ein Stück weit besser annehmen zu können.

Wie sich die angesprochenen Beschwerden sanft lindern lassen, finden Sie in vielen Schwangerschaftsratgebern. Wenn Sie sich von starkem Unwohlsein geplagt oder verunsichert fühlen und von vielen Fragen überrollt werden, können Sie schon jetzt eine Hebamme aufsuchen, die Sie in Ihrer Schwangerschaft begleitet und unterstützt.

Kathrin

Die ständige Übelkeit in den ersten Monaten war sehr anstrengend, besonders beim zweiten Kind. Da konnte ich mich nicht mehr so ausruhen und musste die Übelkeit ignorieren.

Claudia

Ich habe in der Zeit der Schwangerschaft und danach viele Bücher gelesen, wie man das oder jenes »richtig« macht. Doch oft hatte ich das Gefühl, dass mich dies nicht wirklich zu dem führt, wie ich es machen will / kann.

Ein Schlüsselerlebnis war für mich eine Begebenheit mit meinem Baby beim Kinderarzt. Er untersuchte das kranke Kind und konnte auf den ersten Blick nichts feststellen. Ich bestand darauf, dass er meinem Kind nochmals in die Ohren schaut – das war in der letzten Zeit vermehrt sein Schwachpunkt gewesen. Und es war wirklich so, dass das Ohr Probleme machte. Darauf sagte dieser erfahrene Kinderarzt (selbst Vater von fünf Kindern) zu mir: »Man soll doch immer dem Gefühl der Mutter vertrauen.« Dies hat mich bestärkt und seitdem versuche ich immer öfter, meiner Intuition als Mutter stärker zu vertrauen. Ich bin damit immer gut gefahren.

Aus dem Bauch heraus …

Den Bauch sieht man zwar noch nicht, aber man sagt Schwangeren nach, dass sie viel emotionaler reagieren. »Sie ist eben schwanger …« – heißt es dann oft. Damit wird deutlich, dass es in unserer eher rational betonten Welt »aus dem Rahmen fällt«, aus dem Bauch heraus zu reagieren und solche Reaktionen ernst zu nehmen.

Die Schwangerschaft bietet die Gelegenheit, wieder stärker mit sich selbst, mit den eigenen Gefühlen in Berührung zu kommen und aus der eigenen Intuition heraus zu entscheiden – die ist gerade im Leben mit Kindern ein guter »Gradmesser«.

Intuition ist die Fähigkeit, in komplexen Situationen die auf die Person einstürmenden Informationen schnell zu verarbeiten und angemessen zu reagieren. Das heißt nicht immer sofort zu handeln, oft hilft auch darüber zu schlafen. Nicht umsonst empfehlen die Kinderärzte häufig, erst mal zu beobachten. Neuere Forschungsergebnisse lassen erkennen, dass man mit der Intuition in bestimmten Situationen manchmal weiter kommt als mit dem bewussten Verstand.

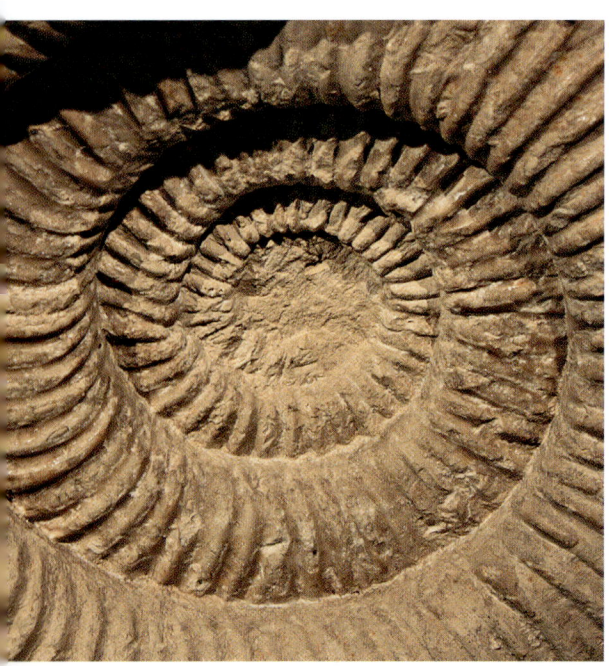

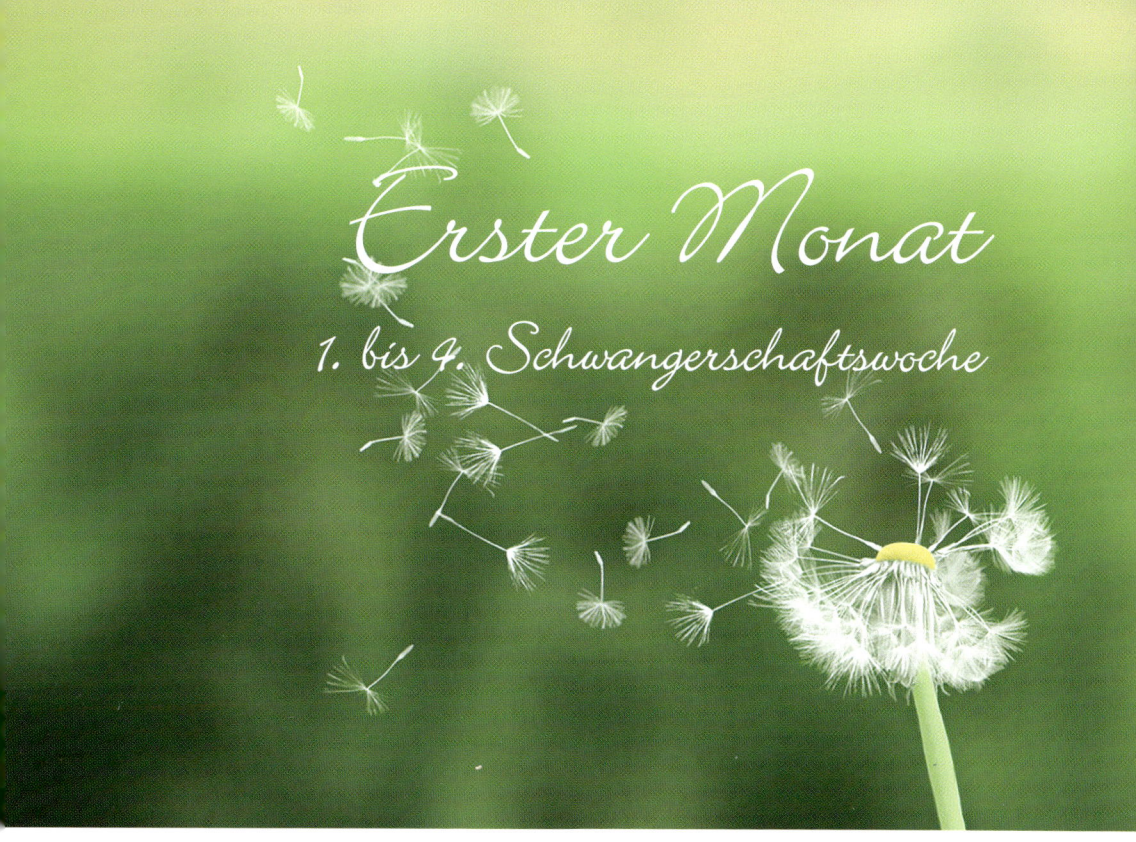

Erster Monat

1. bis 4. Schwangerschaftswoche

Was in meinem Körper passiert

In Ihrem Körper ist vor Kurzem ein kleines Wunder passiert. Eine Samenzelle hat es bis zum Eileiter geschafft und Ihre Eizelle befruchtet. In diesem Augenblick ist ein neuer, einmaliger genetischer Code entstanden: der Embryo Ihres Babys. Von der Befruchtung im Eileiter bis zum aktiven Einnisten in Ihrer Gebärmutter sind ca. acht Tage vergangen. Aus der befruchteten Eizelle ist nicht nur der Embryo entstanden, sondern gleichzeitig auch die Plazenta als das Organ, das Ihr Kind in den kommenden Monaten mit allen lebensnotwendigen Nährstoffen versorgt. Grundlegende

Entscheidungen sind bereits bei der Verschmelzung der mütterlichen und väterlichen Erbanlagen gefallen: Ob Ihr Baby ein Junge oder ein Mädchen wird, ob es blaue oder braune Augen hat, wurde bereits während der Befruchtung festgelegt. Schon ab dem 15. Tag bilden sich erste Nervenzellen heraus. Ab dem 17. Tag entsteht das sogenannte Neuralrohr mit den ersten Anlagen für Rücken, Herz und Kopf. Jeden Tag entwickelt sich der Embryo durch Zellteilung weiter und Ihr Körper versorgt das Ungeborene über die Nabelschnur.

Wie geht es mir?

Vermutlich ist die Feststellung einer Schwangerschaft eines der umwälzendsten Erlebnisse im Leben einer Frau. Falls Sie völlig durcheinander sind und die Gedanken in Ihrem Kopf Karussell fahren, ist das ganz normal. Sich auf das neue Ereignis einzustellen braucht Zeit. Diese Zeit sollten Sie sich selbst zugestehen. Auch wenn in Ihnen zunächst keine Freude aufkommen will, ist das kein Grund für Gewis-

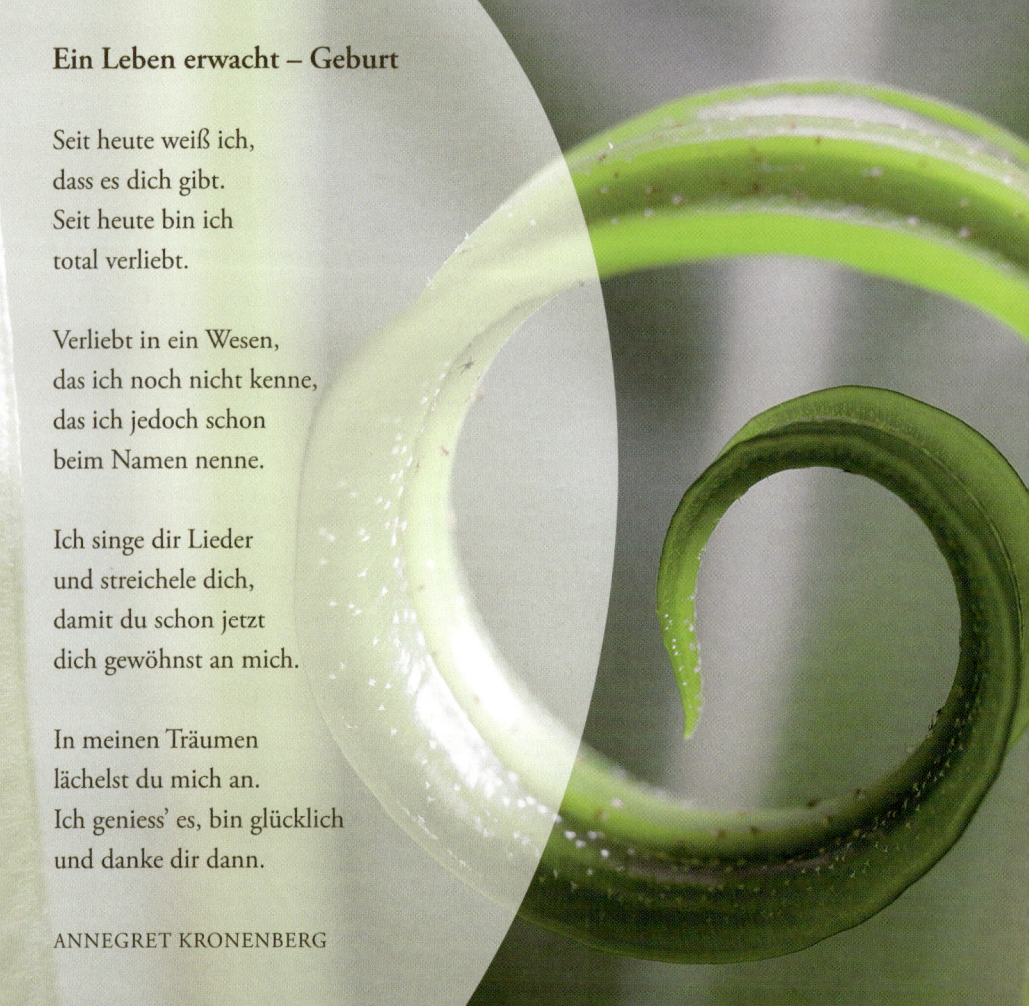

Ein Leben erwacht – Geburt

Seit heute weiß ich,
dass es dich gibt.
Seit heute bin ich
total verliebt.

Verliebt in ein Wesen,
das ich noch nicht kenne,
das ich jedoch schon
beim Namen nenne.

Ich singe dir Lieder
und streichele dich,
damit du schon jetzt
dich gewöhnst an mich.

In meinen Träumen
lächelst du mich an.
Ich geniess' es, bin glücklich
und danke dir dann.

ANNEGRET KRONENBERG

sensbisse. Im Vordergrund stehen bei vielen Frauen erst einmal innere Unruhe oder zwiespältige Gefühle. Manche Frauen beschreiben Ihre ersten Reaktionen auch wie ein »Sich-ausgeliefert-Fühlen« oder »Nicht-mehr-Zurückkönnen«.

Rein körperlich finden gleich zu Beginn der Schwangerschaft enorme Veränderungen im Hormonhaushalt statt, sodass Sie möglicherweise schon sehr früh mit ständiger Müdigkeit oder Übelkeit zu kämpfen haben. Auch die Brust verändert sich recht bald: Die Brüste werden größer, spannen oder kribbeln, die Brustwarzen und die Warzenhöfe werden dunkler, die kleinen Drüsen auf der Brustwarze treten stärker hervor. Noch bevor Sie es wussten, haben Sie es vielleicht durch erste körperliche Veränderungen geahnt: »Ich bin schwanger.« Aber vielleicht ging alles auch »fast unbemerkt«, ganz leise …

Ist es wirklich wahr? Ja!

Jetzt ist es also Tatsache: Ein neues Lebewesen wächst in Ihrem Körper. Bisher haben Sie wahrscheinlich noch kaum Veränderungen an sich wahrgenommen und doch ist etwas Umwälzendes passiert. Immer wieder fragt man sich in dieser ersten Zeit, in der man die Schwangerschaft festgestellt hat: »Ist es denn wirklich wahr, dass da ein Kind in mir wächst? Ich kann es mir gar nicht vorstellen! Ich spüre ja nichts davon! Ich sehe ja nichts davon!« Viele Frauen sind in dieser Phase überwältigt, und können es gar nicht fassen. Es tauchen viele Fragen auf: Wie wird es nun weitergehen? Was wird aus meinem Beruf, meiner Ausbildung? Wie wird sich meine Partnerschaft, wie werde ich mich verändern? Werde ich das alles schaffen, was jetzt auf mich zukommt?

Gleichzeitig mischt sich in den Gefühlsstrudel immer wieder die Verwunderung: Kann es wirklich wahr sein? Ist da wirklich ein neuer Mensch in meinem Bauch? Was passiert da eigentlich alles in mir, das ich

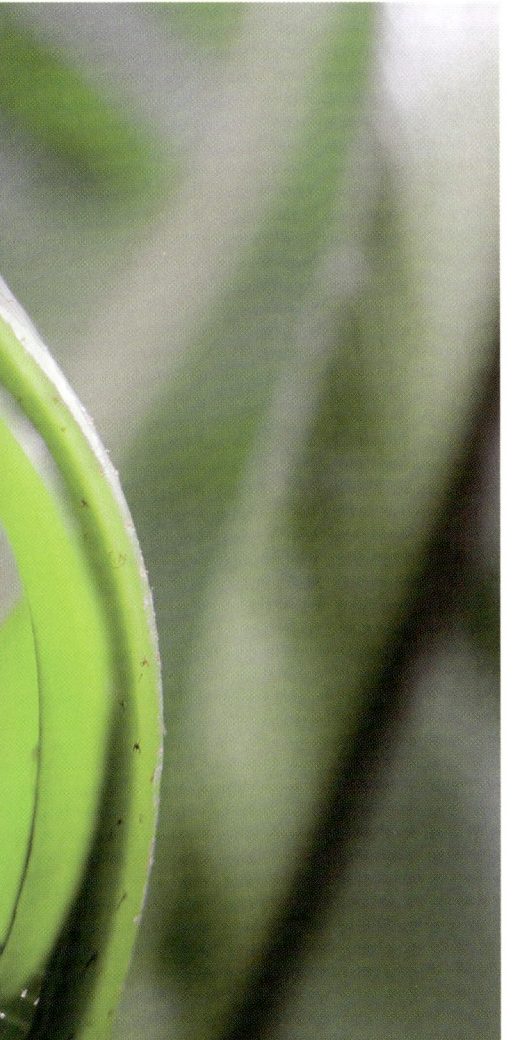

nicht beeinflussen kann, das ich nicht in der Hand habe?

Vielleicht beginnt – zögerlich – nach einiger Zeit eine erste, zaghafte Kontaktaufnahme: »Hallo, kleines Wesen, bist du also wirklich da? Ich spüre gar nichts von dir …« Tatsächlich hat der Embryo in diesen ersten Wochen eine sehr »leise Art zu sein«.

Ihr Leben ist wahrscheinlich schon etwas unruhiger geworden, seit Sie wissen, dass Sie schwanger sind. Vielleicht haben Sie in erster Hochstimmung einen Termin bei der Frauenärztin / dem Frauenarzt vereinbart und das freudige Ergebnis sofort Ihrem Partner mitgeteilt, weil Sie sich schon sehnlichst ein Kind gewünscht haben. Vielleicht haben Sie aber auch im Badezimmer einen Test aus der Drogerie oder Apotheke gemacht – ängstlich, weil Sie sich zum jetzigen Zeitpunkt eigentlich gar keine Schwangerschaft vorstellen konnten.

Wie auch immer der erste Gefühlsmoment um das Wissen Ihrer Schwangerschaft verlaufen ist, ob mit oder ohne Partner, ob hocherfreut oder bestürzt: Seien Sie sich sicher, dass dieses Kind, dieser neu entstandene Mensch, ein eigenes Wesen ist, zwar zutiefst mit Ihnen verbunden, aber dennoch nicht abhängig davon, ob Ihre spontane Stimmung eher glücklich oder bedrückt war. Es hat eben trotz seiner »leisen Art« schon einen gehörigen Lebenswillen. Sein Entstehen, sein Wachsen und sein Werden können Sie vielleicht als »Idee Gottes« betrachten, die durch Ihre Bereitschaft konkret werden kann.

Kathrin

Es ist wichtig, eine »gesunde« Einstellung zum Leben zu haben, alles nicht zu ernst zu nehmen. Mehr Gottvertrauen zu haben. Mehr Normalität zu leben.

Natürlich gibt es Unsicherheiten, wie es mit Kind weitergeht, schließlich will man seinen Beruf ja auch ausüben und das ist mit Kind nicht so einfach. Wie klappt es mit der Partnerschaft und viele andere Fragen sind da, da ein Kind ein sehr großer Einschnitt ins Leben ist. Man hat nun die totale Verantwortung für jemand anderes. Aber diese Fragen an mein Leben, wie es nun weitergeht und sich verändert, habe ich in eine Lebenseinstellung umgewandelt und zwar: mehr auf sich zukommen lassen, nicht alles planen wollen.

Einladung: Mein Tagebuch

Die neue Situation ist plötzlich ein alles beherrschendes Thema – oft auch nur im Gedankenkarussell. Was passiert da jetzt mit mir? In mir? Will ich das? Das alles ist eine ziemlich »große Nummer«! Ich kann es gar nicht begreifen, was da geschieht! Bin ich dem auch gewachsen? Etwas Fremdes nimmt sich Raum in mir, wächst in meinem Körper, lässt mich hin- und hergerissen sein.

Vielleicht ist es für Sie hilfreich, in diesem Buch immer wieder Ihre Gedanken und Gefühle aufzuschreiben oder auch ein kleines Tagebuch zu beginnen. So halten Sie wichtige Erfahrungen dieser Zeit fest.

Beim Schreiben ordnen sich Gedanken und Sie können mit der Zeit klarer sehen, wo offene Fragen bleiben, worüber Sie sich genauer informieren wollen, wo Sie um Rat fragen möchten.

Eventuell sortieren sich auch die vielen widersprüchlichen Gefühle, indem Sie eine Auflistung von all dem machen, was Ihnen durch Kopf und Bauch wirbelt, z. B.:

O.k., ich bin schwanger!

Hilfe – ich bin schwanger!

Ich freue mich.

Wem erzähle ich von meiner Schwangerschaft?

Ich bin aufgeregt.

Wie wird meine Zukunft aussehen?

Ich staune.

Werde ich diesem Kind genug Liebe geben können?

Halt finden – Beten in der Schwangerschaft

Für Sie und Ihr Kind ist es in dieser bewegten Zeit sehr stabilisierend, wenn Sie vor allem in sich selbst Vertrauen und Zuversicht spüren können. Vertrauen darin, dass Sie – wie viele Mütter vor Ihnen – es schaffen, dieses Kind aus-zu-tragen.

Wie gut täte es, das Kind nicht alleine tragen zu müssen, noch eine Stütze zu haben – denkt manche Frau. Das Beten kann solch eine stützende Funktion bekommen. Sie übernehmen damit Verantwortung für Ihr Kind und sein Wohlergehen und geben gleichzeitig auch Verantwortung ab: in all den Bereichen, die Sie selbst nicht in der Hand haben.

Auch wenn Sie es vielleicht seit Kindertagen nicht mehr geübt haben oder nur in Notfällen Stoßgebete zum Himmel schicken: Warum sollten Sie nicht versuchen, für sich und Ihr ungeborenes Kind zu beten?

Mütter in verschiedenen Kulturen pflegen seit Jahrtausenden die Tradition, sich während der Schwangerschaft einige Wochen

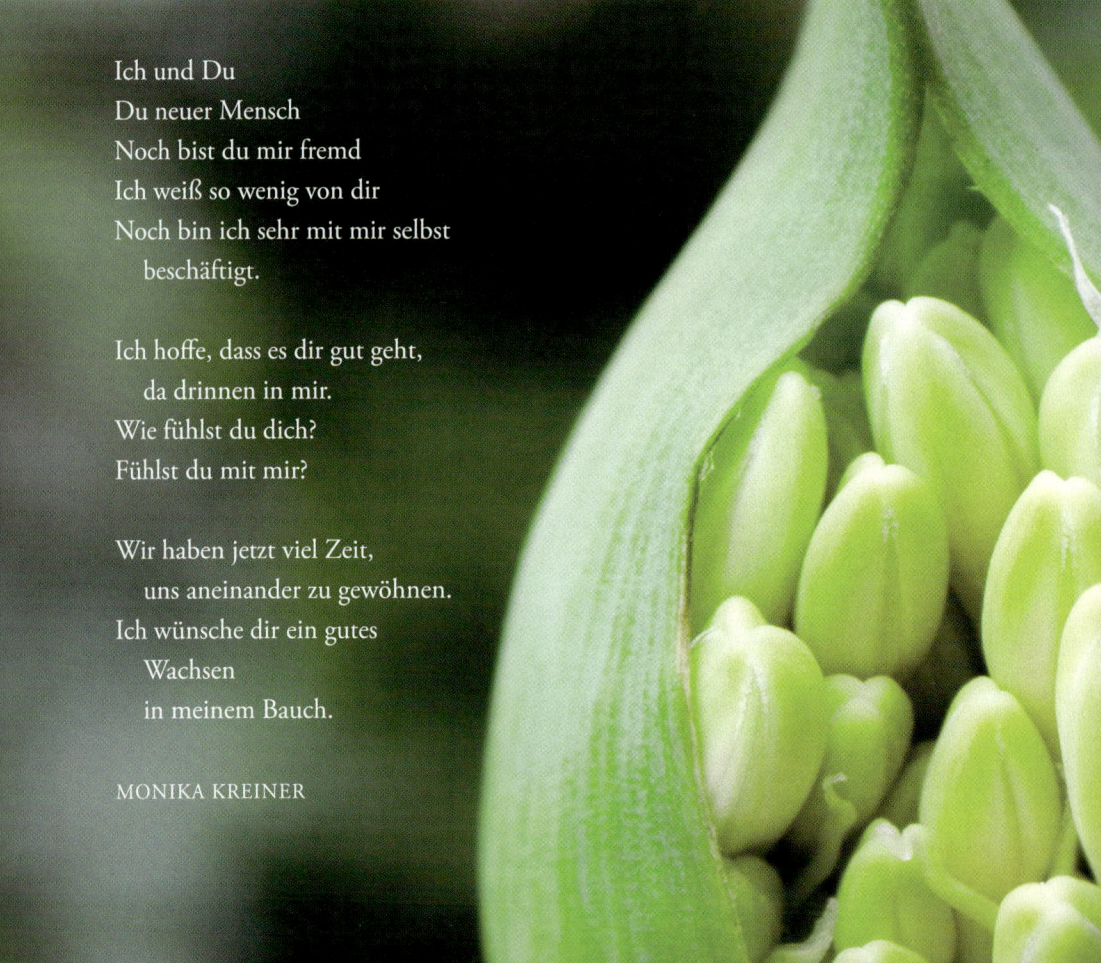

Ich und Du
Du neuer Mensch
Noch bist du mir fremd
Ich weiß so wenig von dir
Noch bin ich sehr mit mir selbst
    beschäftigt.

Ich hoffe, dass es dir gut geht,
    da drinnen in mir.
Wie fühlst du dich?
Fühlst du mit mir?

Wir haben jetzt viel Zeit,
    uns aneinander zu gewöhnen.
Ich wünsche dir ein gutes
    Wachsen
    in meinem Bauch.

MONIKA KREINER

oder gar Monate von den üblichen familiären Verpflichtungen zurückzuziehen, um sich ganz auf das neue Leben einzustellen. Heutigen Frauen ist so viel Ruhe und Besinnung leider fast nie möglich. Beten aber geht immer, notfalls auch beim Bügeln.

Sie können von Monat zu Monat für die Entwicklung Ihres Kindes beten: für die winzige Lunge, die Nervenzellen, das Gehirn, die kleinen Ohren, vielmehr aber auch für sein seelisches Wachsen und Reifen. Schildern Sie Gott Ihre Sorgen und Fragen und bitten Sie ihn vertrauensvoll, dass er Ihnen Kraft gibt und Ihr Kind beschützt.

»Wenn du mich anrufst, so will ich dich erhören«, heißt es im Psalm 91 im Alten Testament. Seit Jahrhunderten haben Frauen in diesen Worten Zuversicht gefunden.

Austragen

Mein Kind
Ich will dich tragen
Ich will dich austragen
Ich will dir Halt geben

Damit du Halt hast in dieser Welt
Damit du dich festhalten kannst

Nicht an Dingen
an Menschen sollst du Halt finden,
die dich tragen und begleiten
    durchs Leben.

CLAUDIA PFRANG

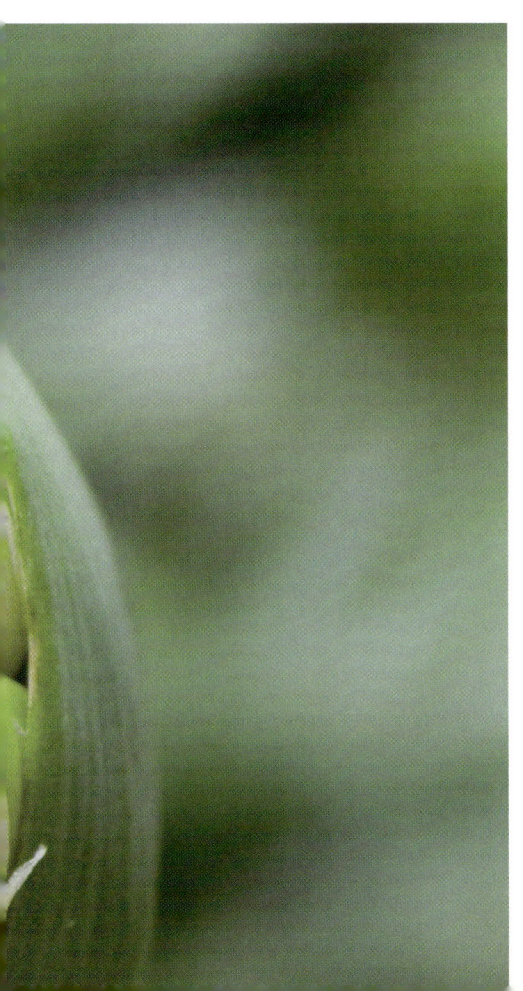

Julia

Wir waren gleich ganz am Anfang der Schwangerschaft auf der Fraueninsel, haben dort zwei Kerzen angezündet und die zahlreichen Dankkarten, die dort in der Kirche hängen, gelesen. Daran habe ich immer wieder gedacht und möchte auch selbst mit unseren Babys noch dort hin, um mich zu bedanken.

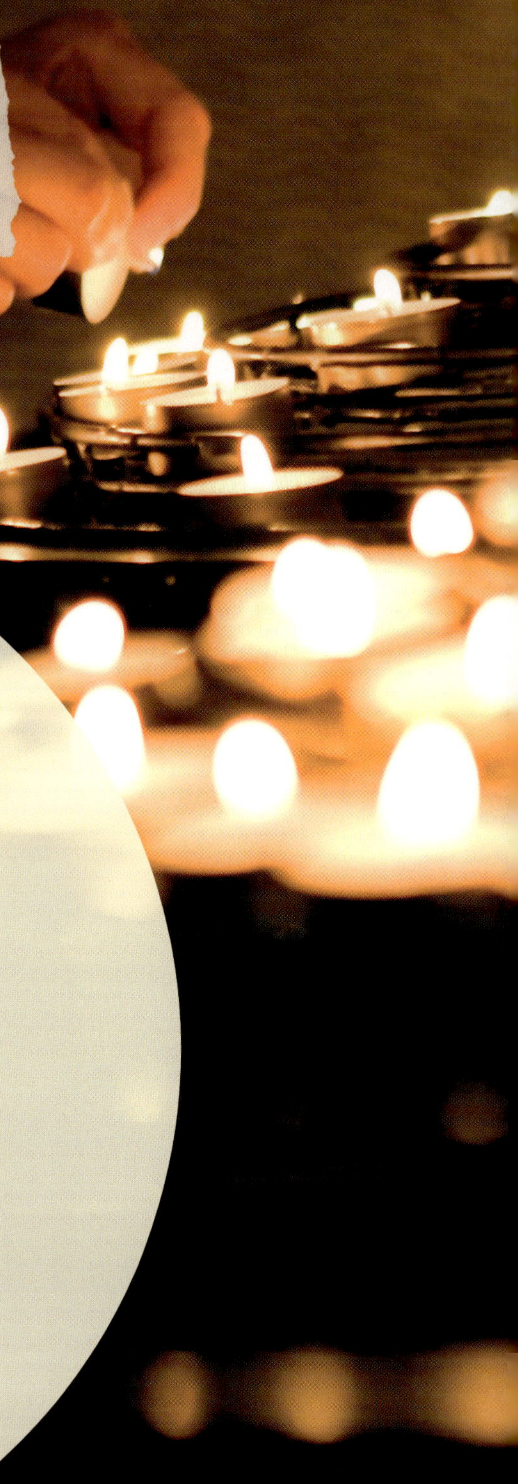

Viele Kirchen sind auch tagsüber geöffnet. Die Kerzenständer mit den kleinen Teelichtern sind eine Einladung, sich einen Moment des Atemholens zu gönnen und – warum nicht auch still und ohne Worte – ein Licht für Ihr Kind zu entzünden. Gott, der nach dem Glauben vieler Menschen in allem Lebendigen da ist, versteht, wie Sie sich fühlen.

Fürchte dich nicht, denn ich bin mit dir;
hab keine Angst, denn ich bin dein Gott.
Ich helfe dir, ja, ich mache dich stark, ja,
ich halte dich.

Jes 41,10

Vielleicht mögen Sie sich hier Ihre Gedanken, Sorgen und Nöte von der Seele schreiben oder Gott in einem Gebet das anvertrauen, was Sie bewegt.

Gebet

Du Mutter des Lebens, du zärtlicher
   Vater:
Ich bin schwanger.
Ich staune, wie das geht: Leben wächst in
   mir!
Wie mächtig hast du mich geschaffen, wie
   ähnlich
Dir: ich kann Leben geben!
Und es geschieht einfach. Ich verändere
   mich, Neues entsteht. Ich muss nicht
   viel tun. Ich darf es mir gut gehen
   lassen. Ich warte und bin gespannt.
Gut, dass ich Zeit habe, mich auf diese
   Veränderung einzustellen.
Ich weiß ja noch gar nicht, wie das sein
   wird, Mutter sein.
Ich habe auch Sorge – wird mein Kind
   gesund
sein; wird die Geburt gut verlaufen; werde
   ich es schaffen; wie wird unser Alltag
   aussehen; wird diese Welt gut sein für
   das neue Leben?
Ich bitte dich, lebendiger Geist, Liebe, die
   mich trägt: Umgib mich mit deinem
   Segen.
Lass uns, mein Kind und mich,
   keinen Schaden nehmen.
Behüte uns, Leib und Seele, Kopf, Herz
   und Bauch.
Begleite uns, jetzt und immer.

GABRIELE HARTLIEB

Schwangerschaftssegen

… Gott, Schöpfer allen Lebens.
Blicke auf diese Mutter, die für sich und
   ihr Kind um deinen Segen bittet.
Erfülle sie mit tiefer Freude über das
   Wunder des Lebens und segne sie.
Beschütze sie und gib, dass das Kind, das
   sie erwartet, gesund das Licht dieser
   Welt erblickt.
Lass dieses Kind bei seinen Eltern
   geborgen sein und die Liebe finden, die
   es in seinem Leben braucht.

BENEDIKTIONALE

Segensgottesdienste für Schwangere gibt es vielleicht auch in Ihrer Nähe. Fragen Sie in Ihrem Pfarramt nach oder schauen Sie auf der angegebenen Website im Anhang des Buches unter dem Stichwort »Spirituelles rund um Schwangerschaft« nach.

Simone

Bei der Taufe unseres Patenkindes war ich im dritten Monat schwanger und als unser Pfarrer das mitbekam, hat er uns gefragt, ob wir einen speziellen Schwangerschaftssegen wollen – bis dahin hab ich gar nicht gewusst, dass die Kirche das im Repertoire hat. Es war ein wirklich wohltuender Segenszuspruch, der ruhig öfter praktiziert werden könnte.

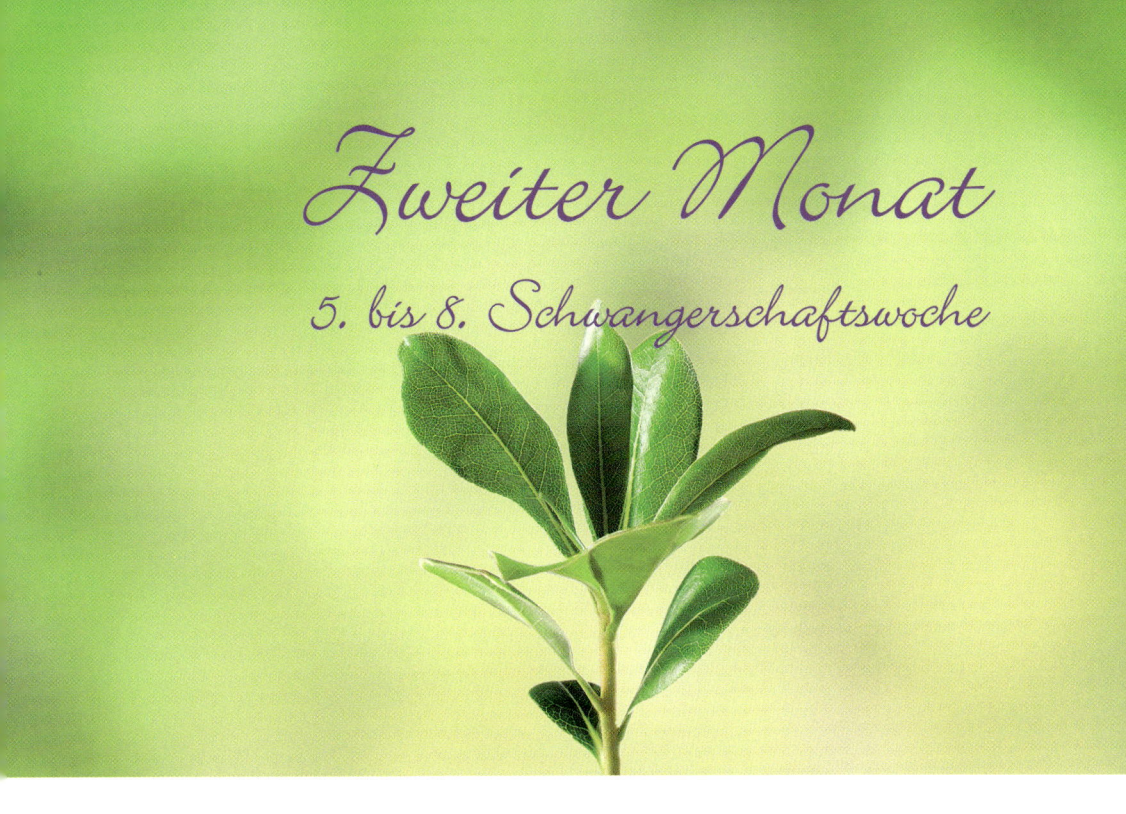

Zweiter Monat

5. bis 8. Schwangerschaftswoche

Heute habe ich
    nichts gemacht.
Aber viele Dinge
    geschahen in mir.

ROBERTO JUARROZ

Was in meinem Körper passiert

Ihr Kind ist nun sicher in der Gebärmutter verankert und hat ungefähr die Form eines Seepferdchens. Es wächst sehr schnell und kontinuierlich jeden Tag ca. einen Millimeter. Am Ende des zweiten Monats ist es ca. zwei Zentimeter groß. Der obere Kopfteil wächst am schnellsten; es bilden sich die Augenanlagen und das Gehirn. Bei Ihrem Kind sind nun Kopf und Rumpf klar erkennbar. Die Gliedmaßen wachsen, Mund und Kiefer mit Zahnknospen bilden sich, Rückenmark und Gehirn werden angelegt. Bei alldem wiegt der Embryo nicht mehr als eine Weintraube.

Zu Beginn der fünften Schwangerschaftswoche zieht sich das Herz zum ersten Mal zusammen und beginnt zu schlagen. Einige Tage später schlägt das Herz in einem regelmäßigen Rhythmus. Die fetale Herzfrequenz ist fast doppelt so schnell wie Ihre, das Herz schlägt ungefähr 120- bis 160-Mal pro Minute.

Bis zum Ende der achten Schwangerschaftswoche hat sich die Fruchtblase gebildet. In diesem Raum ist der Embryo bestens vor Druck, Lärm und Stößen geschützt.

Wie geht es mir?

Während das Baby täglich wächst und sein Herz anfängt zu schlagen, können Sie Ihre Schwangerschaft noch gut verbergen. Noch ist kein Bauch zu sehen und man kann die Veränderungen und Entwicklungen, die so rasant vonstattengehen, kaum spüren.

Dennoch stellt sich Ihr Organismus auf die neue Situation ein: Vielleicht ist Ihnen jetzt häufig übel, besonders am Morgen, und Sie haben mit Müdigkeit und Schwindel zu kämpfen. Bei den meisten Frauen verschwinden diese Beschwerden jedoch bis zum vierten Monat.

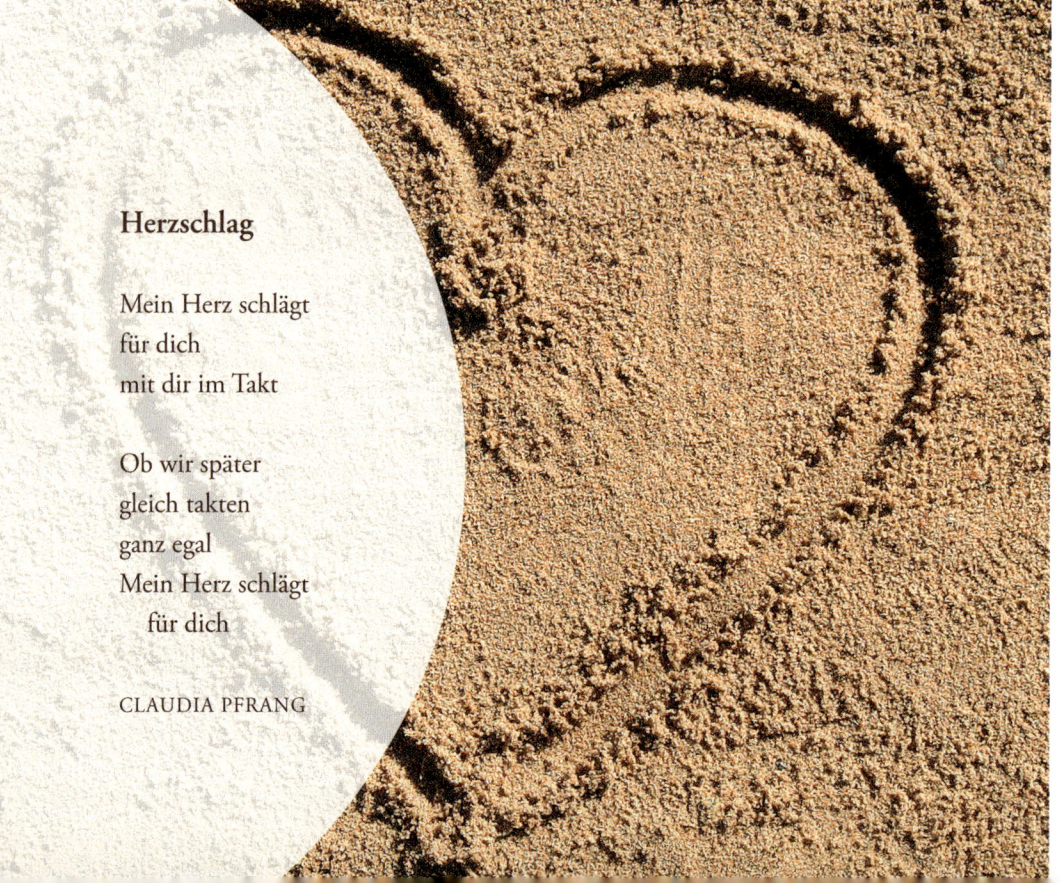

Herzschlag

Mein Herz schlägt
für dich
mit dir im Takt

Ob wir später
gleich takten
ganz egal
Mein Herz schlägt
    für dich

CLAUDIA PFRANG

Kathrin

Ein ganz wichtiger Augenblick in meinen Schwangerschaften war jedes Mal das erste richtige Lebenszeichen, wenn man das Herz klopfen sieht. Das war einmalig. Das Kind verliert so an Abstraktheit und wird zur Person.

Die Übelkeit – und wie man sie auch verstehen kann

Eine sehr angenehme und sanfte Möglichkeit, Übelkeit und somit auch Erbrechen zu lindern, sind ätherische Öle. Diese Öle kann man als Riechfläschchen einsetzen, sobald die Übelkeit einsetzt. Vertrauen Sie Ihrer Nase bei der Auswahl des Dufts. Typische Düfte für Frühschwangere sind Bergamotte, Neroli, Mandarine, Zitrone, Pampelmuse und Pfefferminz.

Lassen Sie sich von Ihrer Hebamme beraten und ein für Sie passendes »Anti-Übelkeits-Öl« mischen. Von eigenen Mischversuchen ist abzuraten, da es nicht nur empfehlenswerte Öle auf dem Markt gibt und die Anwendung mit ätherischen Ölen von ausgebildetem Fachpersonal durchgeführt werden sollte.

Gegen Übelkeit hilft auch Akupunktur, diese Methode ist z. B. dann zu empfehlen, wenn Sie wegen des empfindsamen Geruchssinns keine Öle »riechen« können. Ihre Hebamme setzt an bestimmten Punkten des Körpers kleine, dünne Akupunktur-nadeln, die in den meisten Fällen eine gute Linderung der Beschwerden bewirken.

Eine zusätzliche Alternative bieten sogenannte Übelkeitsarmbänder. Diese sind in Apotheken erhältlich; das Wirkungsprinzip basiert hierbei auf Akupressur.

Auch mit einem speziell für Sie ausgewählten homöopathischen Mittel können die typischen Beschwerden im ersten Schwangerschaftsdrittel gelindert und behandelt werden. Aber auch hier ist in jedem Fall Fachpersonal zurate zu ziehen.

Manche Hebammen geben den Rat, die unangenehmen Seiten, die eine Schwangerschaft mit sich bringt, auf die kommende Elternschaft hin zu deuten, die auch nicht immer nur sonnige Erlebnisse mit sich bringt. Tatsächlich stimmt es ja, dass mit der Geburt eines neuen Familienmitgliedes, für das man als Mutter Sorge und Verantwortung trägt, so manche Unannehmlichkeit in einen bisher weitgehend »störungsfreien« oder eingespielten Alltag einziehen wird. Immer wieder wird das Kind, ohne es zunächst zu wissen, von einem und auch von anderen Familienmitgliedern verlangen, von persönlichen Vorhaben und Bedürfnissen Abstand zu nehmen. Da wird es auf einmal nichts mit dem lange ersehnten Ausflug, weil das Kind plötzlich Fieber bekommt, und an einem anderen Tag muss das vertraute Telefonat mit der Freundin abrupt abgebrochen werden, weil das Kleine ganz versonnen dabei ist, eine Flasche Salatöl in die Küchenschublade zu gießen. Oder das Geschwisterkind muss alleine weiterspielen, weil das Baby gestillt oder getröstet werden muss. Die Kinder lehren uns ganz konkret, »alte Tugenden« für unser Persönlichkeitswachstum neu zu entdecken: eigene Wünsche zurückstellen; verzichten können; in Gelassenheit hinnehmen, was sich ereignet; bedenken, was wesentlich für mein Leben ist.

So können Sie also beide »innerlich« wachsen: das Kind in Ihrem Leib und Sie selbst in der positiven Einstellung auf die Veränderungen, die auf Sie zukommen werden!

Die neun Monate der Ihnen bevorstehenden Schwangerschaft kommen Ihnen wahrscheinlich noch sehr lange vor. Dass da irgendwann ein Kind leibhaftig zu Ihrem Lebensalltag dazugehören wird, ist gedanklich noch weit weg. Gleichzeitig erleben Sie vielleicht ein ständiges Wechselbad der Gefühle: Große Zweifel, ob Sie wirklich bereit sind, jetzt Mutter zu werden und kurz darauf Momente voll tiefer Freude über das unglaubliche Wunder, das da in Ihnen passiert. Und kurz darauf wieder schreckliche Zweifel, ob Sie wirklich bereit sind, jetzt Mutter zu werden.

Wachsen und Werden

Vielleicht kann es für Sie (und Ihren Partner) ein schönes Zeichen sein, einige Pflanzensamen in eine Schale mit Erde zu legen und anhand des Wachstums dieser Pflänzlein das noch verborgene Wachstum Ihres Kindes symbolisch mitzuerleben. Das Begießen des aufkeimenden Pflänzchens kann Sie darauf einstimmen, bald für etwas zu sorgen, etwas im Wachstum Be-

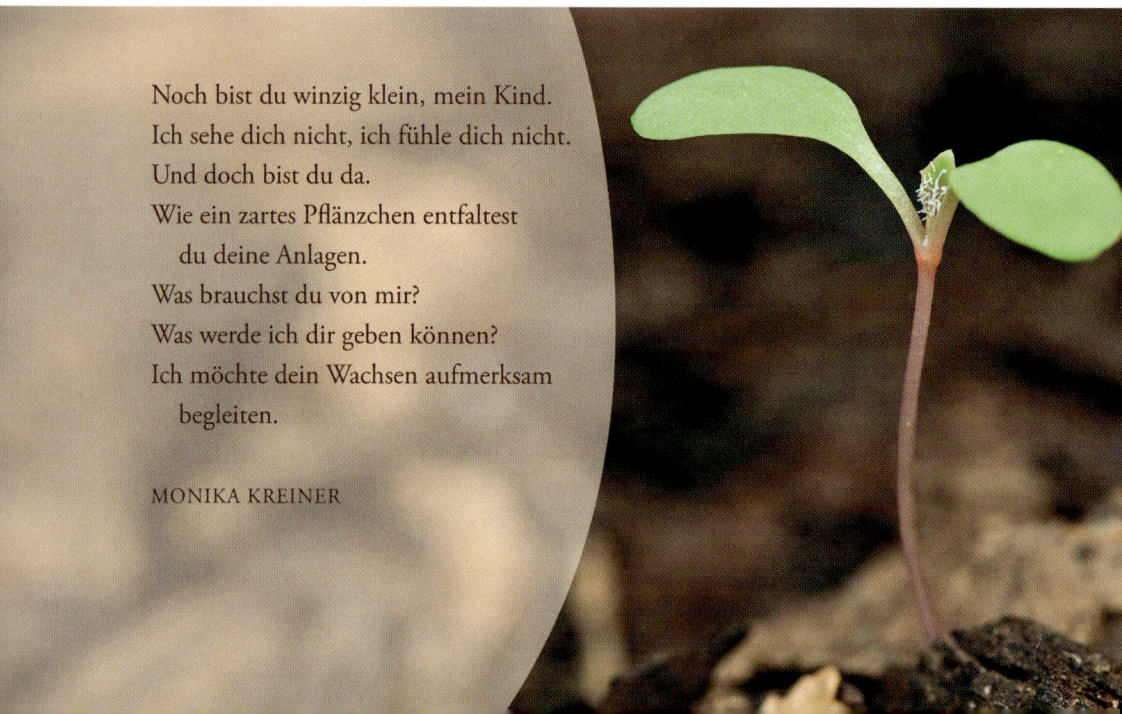

Noch bist du winzig klein, mein Kind.
Ich sehe dich nicht, ich fühle dich nicht.
Und doch bist du da.
Wie ein zartes Pflänzchen entfaltest
    du deine Anlagen.
Was brauchst du von mir?
Was werde ich dir geben können?
Ich möchte dein Wachsen aufmerksam
    begleiten.

MONIKA KREINER

findliches zu hegen und zu pflegen. Beschränken Sie sich aber nicht auf ein Samenkorn, sonst stehen Sie in Versuchung, sein Wachsen oder Nicht-Wachsen allzu schicksalhaft auf Ihr Kind zu beziehen.

Das Rückgrat stärken

»Seit ich erfahren habe, dass sich bei meinem Kind als Erstes das Rückgrat entwickelt, weiß ich, was es bei einem Menschen am meisten zu stärken gilt.«

Dieser Satz einer schwangeren Frau mag Sie anregen, darüber nachzudenken, was Ihnen grundlegend wichtig ist, welche Werte Sie (gemeinsam mit dem Vater Ihres Kindes) an Ihr Kind weitergeben wollen. Viele Kleinigkeiten erweisen sich als unwichtig. Manches, was einem als Single oder in der Zweierbeziehung besonders »heilig« war, wird jetzt in der neuen Situation aus einem anderen Blickwinkel überdacht. Das Rückgrat des Kindes kann als Symbol dafür stehen, wofür Sie sich jetzt stark machen wollen. Und auch Sie selbst werden jetzt in der Schwangerschaft im wahrsten Sinne des Wortes ein starkes Rückgrat brauchen. Ihr Rücken wird den behäbig werdenden Bauch tragen und stützen.

Rückgrat

Rückgrat zu haben
Das wünsch ich dir und mir

Rückgrat zu zeigen
Das wünsch ich dir und mir

Rückgrat brauchen wir beide
Ich jetzt – um dich zu tragen
Du später – um durchs Leben
zu gehen
aufrecht

CLAUDIA PFRANG

Rücken an Rücken – eine Paarübung

Während der Schwangerschaft tut es gut, sich als Paar Auszeiten zu nehmen. Sich bei der Erwartung des ersten Kindes im Vorfeld einzustimmen, ist dabei genauso wichtig, wie sich als Paar mit Kindern diese Auszeiten immer wieder bewusst zu nehmen.

Setzen / stellen Sie sich Rücken an Rücken und spüren Sie dem nach, was es heißt, sich gegenseitig zu stärken.

Erzählen Sie sich nach der Übung, was Ihnen durch den Kopf ging und was Sie empfunden haben. Eine schöne Erinnerung ist es, wenn Sie Ihre Überlegungen hier aufschreiben, dann können Sie auch später noch aus ihnen Kraft schöpfen.

Vielleicht möchten Sie auch Ihrem Partner zu einer besonderen Gelegenheit einen Brief schreiben, für welche Stärken Sie ihm dankbar sind, welche Unterstützung Sie von ihm erhoffen und welche Kraft Sie selbst in sich spüren, die Sie in die Partnerschaft und in die neu entstehende Familie einbringen wollen. Dieser Brief könnte auch die »Wurzeln« beschreiben, die Sie beide bereits miteinander geschlagen haben – als Paar in Ihrer bisherigen gemeinsamen Beziehung, als Menschen mit unterschiedlichen Biografien,

die nun beginnen, ein eigenes, tragfähiges »Wurzelwerk« für das neue Familienmitglied zu bilden.

In vielen Familien gibt es den Brauch, zur Geburt eines Kindes einen Apfelbaum zu pflanzen, als Zeichen für den Wunsch der Eltern, dass das Kind starke Wurzeln bekomme und gut gedeihen möge. Wie der Baum, so soll auch das Kind stark werden, einen festen Stand haben und damit den Stürmen des Lebens trotzen können. Es gibt unwahrscheinlich viele verschiedene – auch ganz alte Apfelsorten. Da die Zeit nach der Geburt oft nicht so entspannt ist, können Sie sich jetzt schon informieren und einen passenden Platz im Garten dafür aussuchen.

Was macht mich stark?

Wofür stehe ich ein?

Was stärkt mein Rückgrat?

Womit können wir uns gegenseitig als Paar stärken?

Woher beziehe ich meine Kraft?
Wer / was gibt mir Stärke?

Was wünsche ich meinem Kind?

Welche Bestärkung möchte ich meinem Kind schenken?

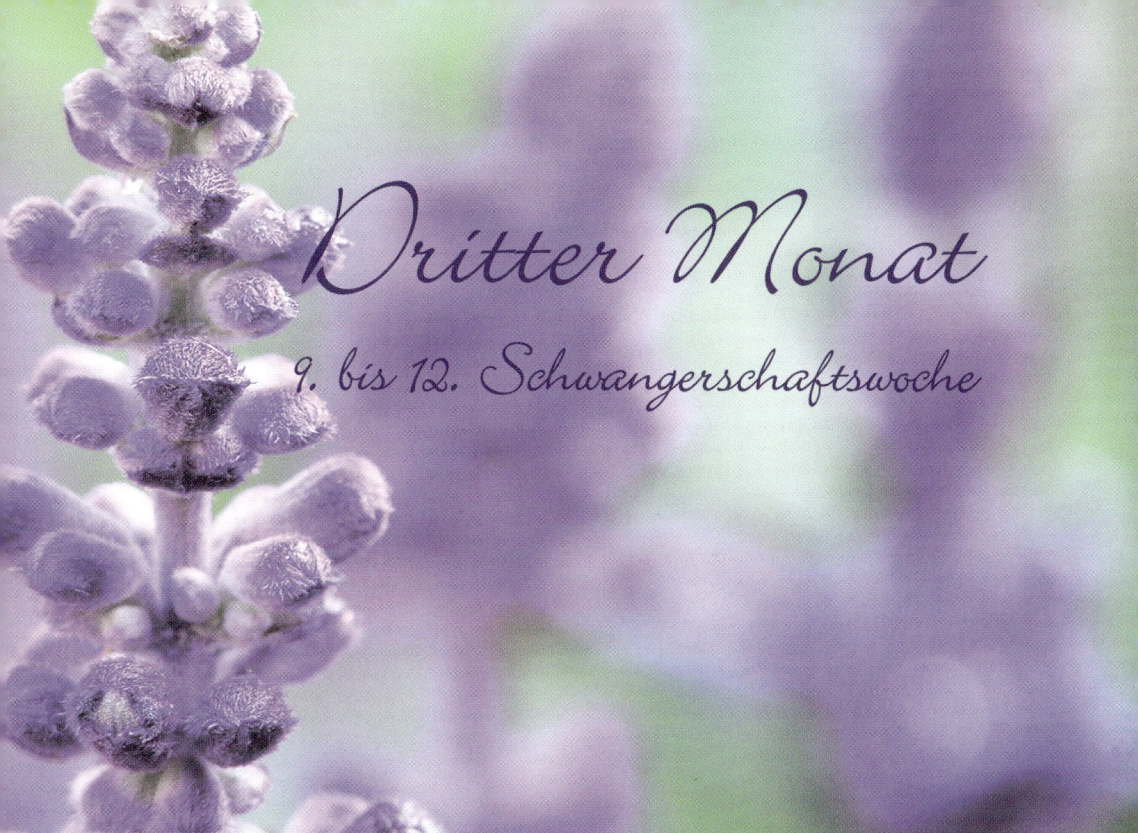

Dritter Monat

9. bis 12. Schwangerschaftswoche

meine Atemzüge

dein Wiegenlied

ULLA HAHN

Bis zum Ende des dritten Schwangerschaftsmonats haben sich alle Organe des Babys ausgebildet: Der Magen produziert die ersten Magensäfte, die Nieren sondern Urin ab. Beim Mädchen haben sich Eierstöcke, beim Jungen Hoden entwickelt. In dem weichen Skelett beginnen Kaliumsalze zu kristallisieren und Knochen bilden sich. Das Baby fängt an, seinen Kopf zu drehen und sich zu bewegen, wovon Sie noch nichts bewusst spüren können. Der Gleichgewichtssinn entwickelt sich. Nach und nach werden die Bewegungen der Gliedmaßen immer zielgerichteter. Diese wichtigen Bewegungen strukturieren und stimulieren das ständig wachsende Gehirn.

In der mit Fruchtwasser gefüllten Fruchtblase ist Ihr Kind gut gegen Stöße geschützt und kann sich strecken, hüpfen und drehen.

Gegen Ende des Monats wird es seinen ersten Schluck vom Fruchtwasser trinken.

In der 10. Schwangerschaftswoche entwickeln sich nicht nur die Organe und ihre Funktionen weiter, sondern auch die Sinnesorgane: Augen, Nase, Ohren, Lippen und Zunge bilden sich aus. Die zarten Finger haben nun nicht nur ein Nagelbett, sondern es bilden sich die für jeden Menschen charakteristischen Hand-, Finger- und Fußlinien. Es sind sogar schon kleine Finger- und Fußnägel vorhanden.

Die Plazenta – der Mutterkuchen – wächst in gleichem Tempo wie der Embryo. Alle Plazentazellen stammen vom Embryo ab und besitzen somit den identischen genetischen Code wie der Embryo selbst.

Die Plazentazellen wachsen in die Tiefe der Gebärmutterwand und nehmen Kontakt zum mütterlichen Blutkreislauf auf. Da beim Embryo weder Darm noch Lunge funktionieren, müssen Sauerstoff und alle weiteren Nährstoffe aus dem Blut der Mutter entnommen werden. Der Austausch erfolgt über die Plazenta, mit der der Embryo über die Nabelschnur verbunden ist.

Da der Bedarf an »Nahrung« mit dem wachsenden Embryo steigt, wächst auch die Plazenta stetig mit. Am Ende der 12. Schwangerschaftswoche ist sie etwa so groß wie eine Faust. Der Fötus, wie der Embryo ab der 10. Schwangerschaftswoche genannt wird, ist nun etwa 11 cm groß.

Die ersten sensiblen Wochen sind nun überstanden und der Fötus fühlt sich in der Gebärmutter geborgen und kann sich weiter zu einem reifen Neugeborenen entwickeln.

Inzwischen haben Sie vielleicht bei einer Vorsorgeuntersuchung sein Herz schlagen sehen – ein bewegender Moment! Es ist besonders schön, wenn bei diesem Ereignis auch der Vater dabei sein kann.

Mutter sein

Gott, Quelle des Lebens, Mutter allen
    Seins,
Dir vertraue ich meine Kinder an.
Immer wieder, immer neu, mit jedem
    Atemzug.
Umhülle sie, begleite sie, leite sie.
Meine Sorgen und Ängste schwächen
    sie nur.
Dir lege ich sie ans Herz.
Lass sie finden, was sie brauchen,
lass sie wachsen in Deiner Liebe.
Sie sind Dein – ich begleite sie auf Zeit.
Lob sei Dir, die Du das Leben und die
    Kinder liebst.

KATHARINA SCHRIDDE

Falls Sie ein erstes Ultraschallbild erhalten haben, mögen Sie es vielleicht hier einkleben oder Ihre Empfindungen nach der Vorsorgeuntersuchung niederschreiben.

Wie geht es mir?

Allmählich werden die Gedanken, die um das werdende Kind kreisen, konkreter – aber auch die Fragen, die sich immer wieder stellen: Werde ich meinem Kind eine gute Mutter sein können? Und was heißt das eigentlich, eine »gute« Mutter sein? Wie kann ich das lernen? Was gehört dazu?

Wer bereits ein Kind hat, kennt auch die typische Frage: Werde ich dieses Kind genauso lieben können wie mein bereits geborenes, das doch so selbstverständlich zu meinem Leben dazugehört? Ist es in Ordnung, dass diese Schwangerschaft irgendwie »nebenher« läuft, weil die größeren Kinder so viel von mir fordern?

Manche Mütter schreiben bereits in der Schwangerschaft einen Brief an ihr ungeborenes Kind – der nicht unbedingt später einmal weitergegeben werden muss. Er kann dazu dienen, die eigene Mutterrolle zu bedenken: Was möchte ich mir vornehmen für dieses Kind? Was möchte ich ihm besonders schenken? Was möchte ich ihm jetzt mitteilen von meinem Glück und meinen Fragen, die ich an mich selber habe?

»Meine Atemzüge – dein Wiegenlied« – eine Atemübung

Wenn viele Fragen auf Sie einstürmen, Gedanken in Ihrem Kopf kreisen, tut es gut, innezuhalten und ein paar Atemzüge lang bewusst ganz ruhig ein- und auszuatmen. Dabei kann der oben genannte Vers aus einem Gedicht von Ulla Hahn ein konkreter Zärtlichkeitserweis für das Ungeborene werden: Streicheln und wiegen Sie doch Ihr Kind ein paar Augenblicke lang in Ihren Gedanken und Atemzügen.

Dies mehrfach zu wiederholen, kann gleichzeitig eine wichtige Haltung einüben: die Gelassenheit. Auch später im Erziehungsalltag ist das bewusste Atemholen eine gute Übung, um in schwierigen Situationen gelassen auf das Kind zu reagieren.

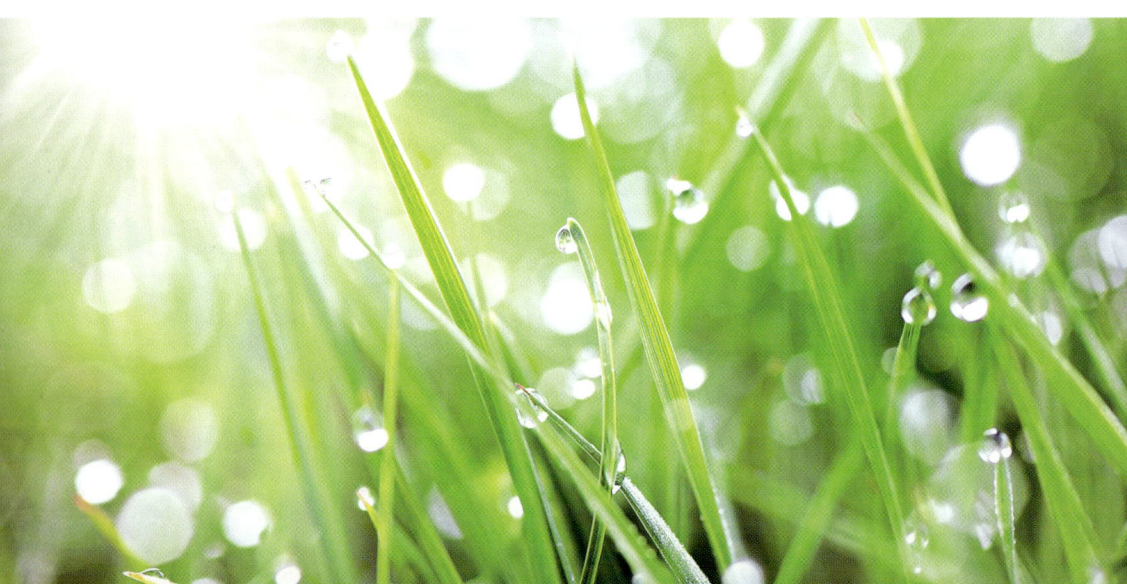

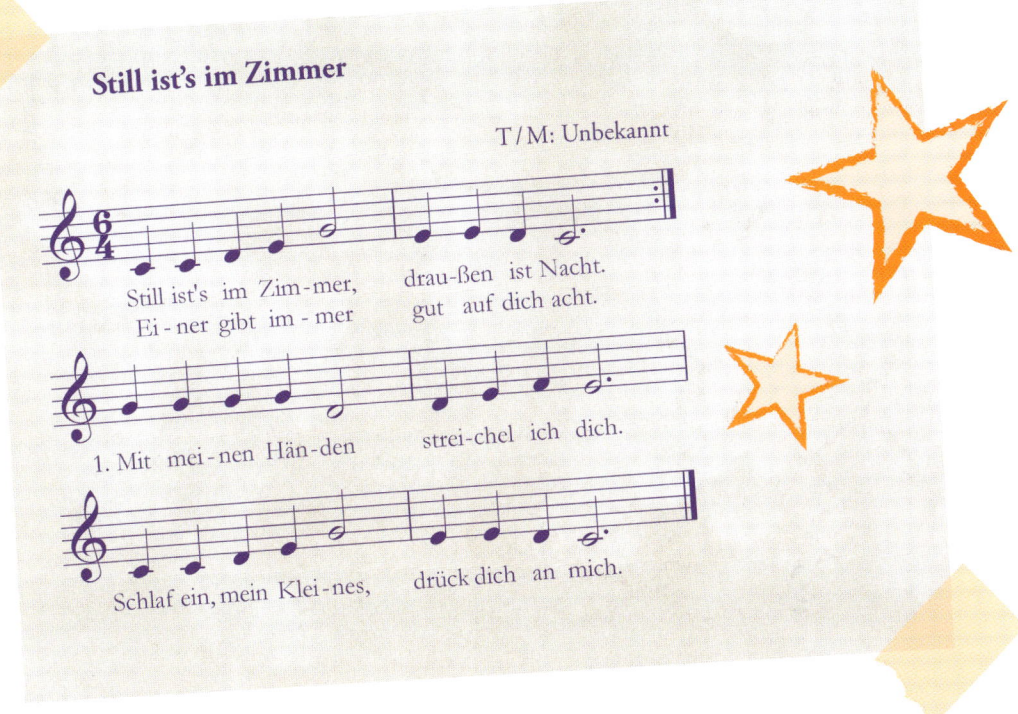

Haben Sie ein Lieblingslied, das sich als Schlaf- oder Wiegenlied eignet, oder ist Ihnen aus Ihren Kindertagen noch eines im Gedächtnis? Fragen Sie doch auch bei den werdenden Großeltern nach, welches Wiegen- oder Schlaflied sie Ihnen vorgesungen oder vorgespielt haben.

In vielen Büchern und im Internet finden Sie traditionelle Wiegen- und Schlaflieder mit Noten, Text und teilweise zum kostenlosen Anhören. Suchen Sie sich doch schon einmal Ihr Lieblingslied aus und singen Sie es auch für Ihr ungeborenes Kind. Es spürt gewiss die beruhigende Wirkung! Anregungen finden Sie auch auf einer entsprechenden Website im Anhang.

Ref.: Still ist's im Zimmer, draußen ist Nacht.
       Einer gibt immer gut auf dich acht.

1. Mit meinen Händen streichel ich dich.
2. Mit meiner Decke wärme ich dich.
3. Mit meinen Armen wiege ich dich.
4. Mit meiner Liebe schütze ich dich.

Ref.: Schlaf ein mein Kleines,
       drück dich an mich.

Um sich auch äußerlich bewusst Zeit für das neue Kind zu nehmen, kann es schön sein, etwas für das Kind zu gestalten: z.B. ein Kuscheltier nähen, eine weiche Krabbeldecke anfertigen, ein Kleidungsstück oder auch einen Pucksack zum Pucken des Kindes nach der Geburt (vgl. 8. Monat) stricken.

Anleitung zum Stricken eines Pucksackes

MATERIAL: ca. 100 g Wolle für Nadelstärke 2 1/2–3, 1 Rundstricknadel Stärke 2 1/2 oder 3.

- 98 Maschen auf die Rundstricknadel aufnehmen und zur Runde schließen.
- Nun ca. 50 Runden (ca. 12 cm) 1 Masche rechts, 1 Masche links als Bündchen stricken.
- Anschließend glatt rechts weiterstricken und in der ersten Runde ca. 68 Maschen gleichmäßig verteilt zunehmen (insgesamt dann ca. 166 Maschen).
- Ca. 156 Runden glatt rechts stricken (ca. 42 cm).
- Alle Maschen locker abnehmen.
- Die Arbeit auf links drehen und doppelt legen.
- Abschließend den Sack unten zusammennähen oder zusammenhäkeln.

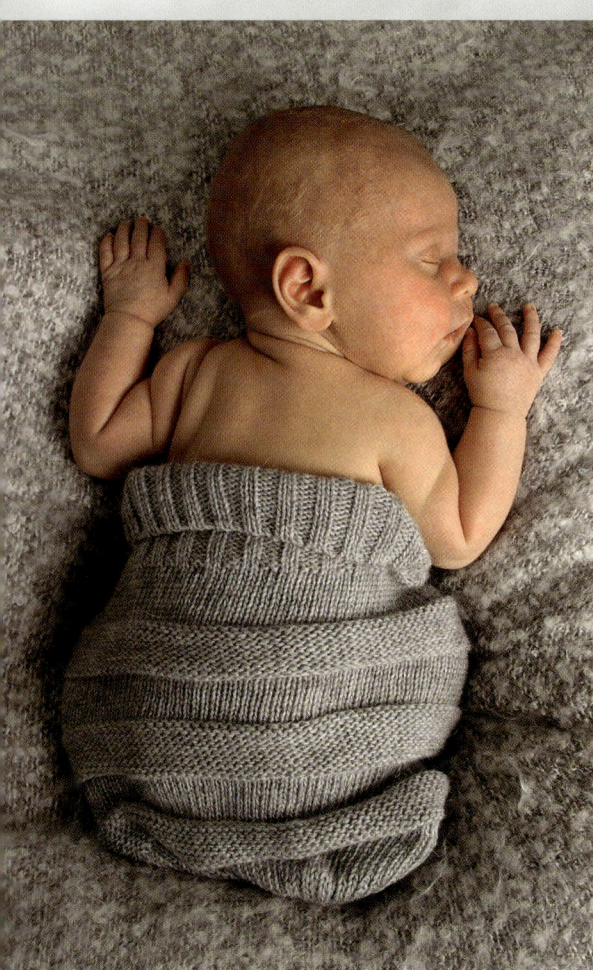

Eine Lebenskerze für mein Kind

Eine schöne Familientradition kann es werden, für Ihr Kind eine Lebenskerze anzufertigen. Diese kann später immer dann angezündet werden, wenn im Leben Ihres Sohnes / Ihrer Tochter etwas Wichtiges ansteht: Geburtstag, Namenstag, erster Kindergartentag, ernsthafte Krankheit, Einschulung, wichtige Klassenarbeit, Führerscheinprüfung, Weltreise, Umzug …

Bereits in der Schwangerschaft kann man mit viel Muße und Vorfreude eine Lebenskerze für das ungeborene Kind gestalten. Wachsplatten und (Bienenwachs-) Kerzen erhalten Sie in Bastelgeschäften oder im Internetversandhandel. Auf entsprechenden Kreativseiten im Internet finden Sie auch schöne Motive. Ein Name kann später noch auf die Kerze aufgebracht werden, wenn das Kind geboren ist, falls Sie sich das Geschlecht vor der Geburt nicht sagen lassen wollen. Das erste Mal kann die Lebenskerze am Tag der Geburt brennen!

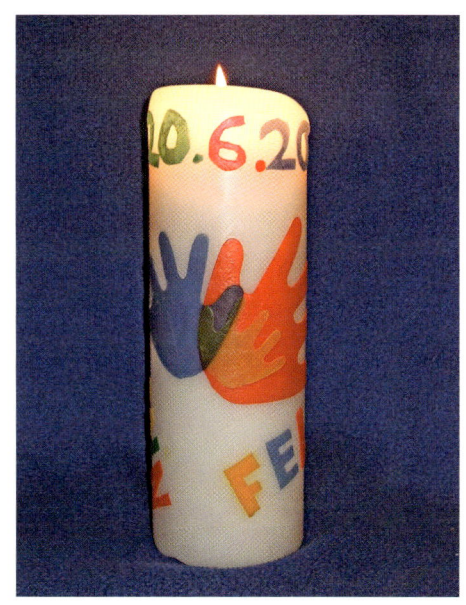

Ein Licht für dich …

Mein Kind,
in deinem Leben
wird es Hell und Dunkel geben,
bunte Tage voller Freude und
graue Tage voller Traurigkeit.
Ich wünsche dir,
dass du durch Dunkles hindurchgehen
    kannst
und du dabei dem Licht vertraust,
das hinter allem steht.
Auch ich möchte ein Licht
für dich anzünden,
mein Kind.
Möchte dir leuchten auf deinem Weg,
bin selbst unterwegs
zum Licht.

MONIKA KREINER

Möglichkeiten der Betreuung und Vorsorge während der Schwangerschaft

In allen Kulturen kennt man seit Jahrhunderten die besondere Begleitung von schwangeren Frauen. Diese ist heute so wichtig wie eh und je, um der werdenden Mutter das Gefühl zu geben, »rundum« in einem tragfähigen Netz von erfahrenen und solidarischen Begleiterinnen und Begleitern aufgehoben zu sein, und mögliche Gefahren für Mutter und Kind rechtzeitig zu erkennen.

Abgesehen von dem Recht, jederzeit eine Schwangerschaftsberatungsstelle aufzusuchen, wenn Sie sich über ein bestimmtes Thema vertraulich aussprechen möchten, haben Sie verschiedene Möglichkeiten, sich während Ihrer Schwangerschaft betreuen zu lassen. Dies kann durch eine Hebamme geschehen, durch Ihre Frauenärztin / Ihren Frauenarzt oder durch eine kombinierte Betreuung von Hebamme und Arzt. Grundsätzlich gilt, dass Hebammen befähigt sind, sowohl eine regelgerecht verlaufende Schwangerschaft als auch die Geburt und das Wochenbett zu betreuen und zu begleiten (also auch die Vorsorgeuntersuchungen). Tritt jedoch eine Komplikation auf, sollte ärztlicher Rat hinzugezogen werden.

In den meisten Fällen wird die Schwangerschaft bei einem Gynäkologen festgestellt und Sie können sich danach entscheiden, welchen Weg der Betreuung Sie wählen. Viele Frauen nehmen kombinierte Betreuung in Anspruch. Das könnte z. B. bedeuten, die drei vorgesehenen Ultraschalluntersuchungen in der Arztpraxis wahrzunehmen und alle weiteren Vorsorgetermine durch eine Hebamme durchführen zu lassen (z. B. auch zu Hause). Eine Entlastung stellt dieses Modell z. B. gerade für Mütter dar, die bereits Kleinkinder haben, für die sie keine Betreuungsmöglichkeiten finden.

Auch wenn Sie sich zunächst für eine Vorsorge durch einen Arzt entscheiden, haben Sie jederzeit das Recht, sich Hilfe und Rat bei einer Hebamme zu suchen. Oftmals ist in den regulären Vorsorgeuntersuchungen in der Frauenarztpraxis wenig Zeit für persönliche Gespräche und für den Aufbau einer vertrauensvollen Gesprächsbasis. Doch gerade in der Schwangerschaft brauchen Sie jemanden, bei dem Sie sich gut betreut fühlen und bei dem Sie alle Ihre Sorgen und Ängste loswerden können. Hebammen bzw. Hebammenpraxen bieten Ihnen hierfür die notwendige Zeit, den nötigen Raum und die Ruhe. Darüber hinaus haben Sie in verschiedenen Kursangeboten (von Geburtsvorbereitungs- und Rückbildungskursen über Säuglingspflegekurse bis hin zu Schreisprechstunden, Yoga für Schwangere, Schwimmen für Schwangere und Babymassagekursen) die Möglichkeit, andere Frauen kennenzulernen und somit neue soziale Netze zu knüpfen.

Auch arbeiten Hebammen oftmals mit anderen TherapeutInnen und Spezialist-

Innen wie z. B. OsteopathInnen, HeilpraktikerInnen und PhysiotherapeutInnen zusammen.

Am besten informieren Sie sich, wo es in Ihrem Ort oder in Ihrer näheren Umgebung eine Hebamme oder eine Hebammenpraxis gibt. Sie können z. B. über Hebammenlisten der Gesundheitsämter eine Hebamme in Ihrer Nähe suchen. Eine gute Suchmöglichkeit bietet auch das Internet: www.hebammensuche.de, www.hebammenverband.de oder www.hebammen.de bieten neben einer Auflistung der Hebammen in der Nähe noch weitere nützliche Informationen. Die Leistung der Hebammen ist eine Kassenleistung.

Im Geburtsvorbereitungskurs werden alle wichtigen Themen rund um die Schwangerschaft, die Geburt und das Wochenbett behandelt. Da die meisten Kurse über einen Zeitraum von 7 bis 8 Wochen gehen, ist es ratsam, sich rechtzeitig anzumelden. Sinnvoll ist es, so früh wie möglich Kontakt zu einer Hebamme aufzunehmen, damit diese Ihnen und Ihrem ungeborenen Kind eine vertraute Beraterin und Begleiterin sein kann.

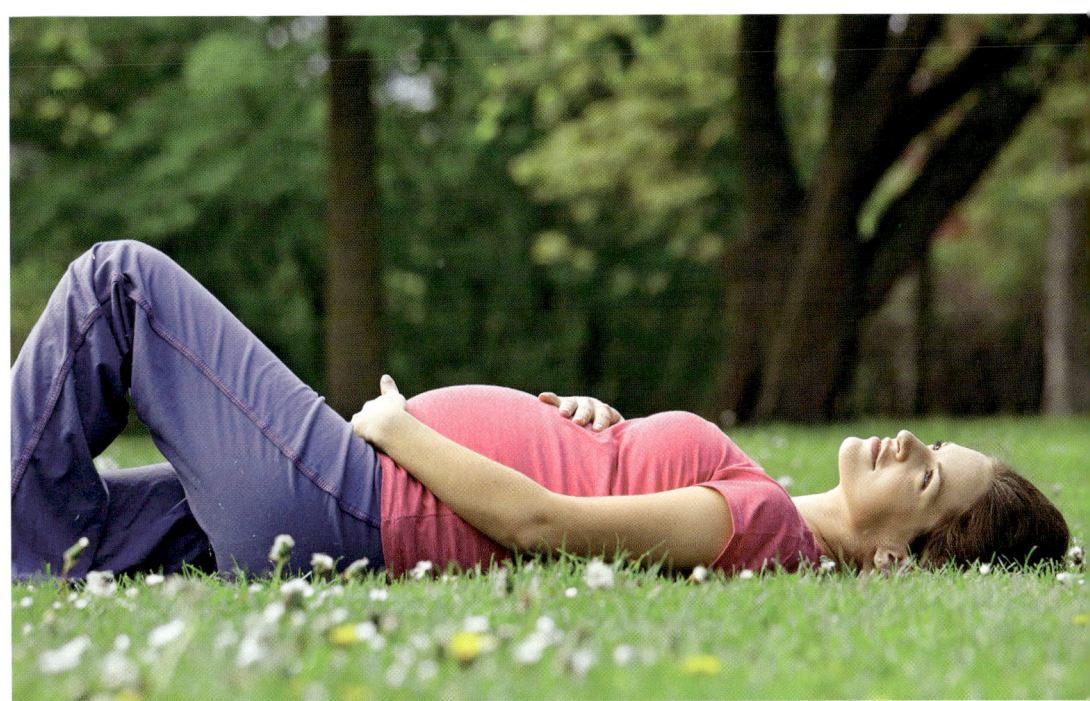

RÜCKSCHAU

Wie es mir bisher erging …

Die ersten drei Monate meiner Schwangerschaft sind nun vorüber.
Eine turbulente Zeit lief in meinem Inneren ab.

Welche Themen und Fragen
beschäftigen mich, an denen ich
weiter »dranbleiben« möchte?

Weggedanken

Freude, Unruhe, Angst,
Ahnungen, Hoffnungen, Zweifel,
Pläne, Sorgen, Fragen.
All dies habe ich erlebt
in den zurückliegenden Wochen,
die mein Leben so sehr verändert haben.
Weit sind meine Gedanken ausgeschweift,
bei der Vorstellung, was nächstes Jahr
    um diese Zeit
mit mir sein wird.
Wird das alles gut gehen?
Werde ich alles,
    was von mir gefordert wird,
leisten können?
Werde ich noch die gleiche sein,
    die ich jetzt bin?
Ich möchte weitergehen.
Möchte das Kind in meinem Bauch
    annehmen.
Mit Mut, Kraft und liebevoller
    Zärtlichkeit.
Annehmen möchte ich
auch mich selbst – so wie ich jetzt bin.

MONIKA KREINER

Wer hat sich mit mir gefreut?

Wie haben sich meine
anfänglichen Gefühle,
als ich von der Schwangerschaft erfuhr, verändert?

Welche Menschen
sind (neu) in mein
Blickfeld geraten, die
mir Unterstützung
angeboten haben?

An dieser Stelle haben Sie Raum für einen Rückblick auf Ihr erstes
Schwangerschafts»trimenon« und Platz für persönliche Eintragungen.

Wenn es anders läuft als geplant

Auch bei der größten medizinischen
Sorgfalt kommt es vor, dass ein Fötus aus
unerklärlichen Gründen im Mutterleib
stirbt. Das hat nichts damit zu tun, dass
die Mutter in der Schwangerschaft irgendetwas »falsch« gemacht hätte. In einer
solchen Situation kann es hilfreich sein,
sich mit anderen Müttern, die Ähnliches
erlebt haben, auszutauschen.

»Es soll nicht vergessen sein« – Erfahrungsbericht einer Frau, die ihr Kind früh verlor

»Das sieht nicht gut aus. Das Herz des
Kindes schlägt nicht mehr.« Diese Sätze
meiner Frauenärztin in der neunten
Schwangerschaftswoche trafen mich wie
ein Knüppel auf den Kopf. Benommen
kletterte ich vom Untersuchungsstuhl.
Einen Monat zuvor hatte ich von der
Schwangerschaft erfahren. In dieser
kurzen Zeit hatte sich alles in mir auf ein
neues Leben eingestellt: Mein Mann und
ich rechneten den Geburtstermin aus und
wir stellten uns vor, wie das nächste Jahr
wohl werden würde. In der Buchhand-
lung blätterte ich in Schwangerschaftsbüchern. Schließlich entschied ich mich
für eines, in dem eindrucksvolle Bilder
von Kindern im Mutterleib zu sehen
waren. Zu Hause musste ich schmunzeln,
wenn ich mir vorstellte, dass da ein so
kleines Wesen – so nannte ich es – in mir

wuchs. Und auch wenn ich davon körperlich noch nicht recht viel spüren konnte,
so beschäftigte und bewegte mich dieses
winzige Wesen dennoch ununterbrochen.
Mein Mann und ich wollten vor Ende des
dritten Schwangerschaftsmonats nieman-
dem davon erzählen. Umso mehr nahm
mich das in mir wachsende Geheimnis
völlig in Beschlag.

Und nun war plötzlich alles anders als
erwartet. Meine Ärztin reagierte umsich-
tig und gab mir Zeit – Zeit für Gefühle
und um zu realisieren, was geschehen war.
Zwei Tage später setzten Blutungen ein,
die mir deutlich zeigten: Ich bin nicht
mehr schwanger. Im Krankenhaus wurde
eine Ausschabung vorgenommen. Schon
vor dem Eingriff beschäftigte es mich,
wohin der Embryo des Kindes kommen
würde. Es sollte nicht als Klinikmüll
entsorgt werden. Nach einigen Gesprächen ermöglichten mir die Ärzte, nach der
Ausschabung die Überreste des Kindes in
einem kleinen Gefäß mitzunehmen. Von
einem Kind war nicht viel zu sehen, eher
Blut und Gewebe. Auch wenn mich das
auf den ersten Blick erschreckte, bin ich
doch froh, dass ich mich dieser Erfahrung
aussetzte.

Die hormonelle Umstellung und der
operative Eingriff zwangen mich zur
Ruhe. So hatte ich Zeit, einen Brief an das
kleine Wesen zu schreiben, das mir so
wichtig geworden war. Ich erzählte diesem
Kind, welche Gefühle mich bewegten, seit
ich von ihm erfahren hatte. Wie gern

hätte ich es kennengelernt! Mit jedem Wort flossen Tränen. So konnte ich lebendig um dieses Wesen trauern. Mein Mann bereitete einen besonders schönen hellgrünen Karton vor, in den wir den Brief an unser Kind und das Gefäß mit seinen Überresten legten. Wir wählten einen Apfelbaum aus, unter dem wir den Karton begruben. Noch heute gehe ich immer wieder zu diesem Baum und stelle ein Licht darunter. Es tröstet mich, den Baum zu den unterschiedlichen Jahreszeiten zu sehen. Jedes Jahr wieder blüht er und trägt Früchte. Es hilft mir sehr, dass ich diesen Ort habe, wenn ich an unser Kind denke.

In der Zeit nach der Fehlgeburt gab es einige Rückmeldungen, die mir einen Stich versetzten. Ein Pfarrer meinte: »Das passiert ja häufig.« Einmal bekam ich zu hören: »Immerhin weißt du, dass du schwanger werden kannst.« Beides ist richtig, doch es ging an meinen Gefühlen völlig vorbei. Gut gemeint, aber überhaupt nicht hilfreich war der Zuspruch, dass es beim nächsten Mal schon klappen wird. Eine Fehlgeburt bedeutet: Da ist die Hoffnung auf ein neues Leben plötzlich zerbrochen. Das ist etwas ganz anderes, als wenn etwas nicht »klappt«. Solche unbeholfenen Reaktionen zeigten mir, wie schwer es für viele Menschen ist, mit dieser Situation umzugehen. Als Unterstützung empfand ich Menschen, die meinen Gefühlen Raum geben konnten und keinen billigen Trost parat hatten. Es tat mir so gut, wenn ein Mensch von diesem verloren gegangenen Wesen sprach, für es betete, an es dachte. Es soll nicht vergessen sein.

Mein Mann und ich verarbeiteten die Fehlgeburt unterschiedlich. Die Schwangerschaft veränderte mein Leben von einer Minute auf die andere. Ich hörte in meinen Körper hinein und entwickelte eine Beziehung zu dem Wesen, das da in mir wuchs. Für meinen Mann hingegen war das höchst abstrakt. Manchmal fiel es mir nicht leicht, mich ihm immer wieder mit meinen Tränen zuzumuten. Gerade an besonderen Daten wie dem errechneten Geburtstermin oder dem Jahrestag der Fehlgeburt war und ist das so.

Nach einiger Zeit wurde mir bewusst, wie wertvoll die kurze Zeit der Schwangerschaft war. Das wachsende Wesen zeigte mir viel von meinen Gefühlen, von meiner Einstellung zum Leben, von meiner Hoffnung. Es veränderte die Beziehung zwischen meinem Mann und mir. Wir erlebten aneinander fürsorgliche, unbeschwerte und entwicklungsoffene Seiten. Und auch der Verlust ließ unsere Liebe wachsen. Wenn ich heute an unser Kind denke, dann bin ich ihm dankbar für das, was es mir in der kurzen gemeinsamen Zeit schenkte. Auch wenn es mich schmerzt, dass ich nicht mehr von ihm erfahren durfte. Immer wieder erinnere ich mich an dieses kleine Wesen. Es soll nicht vergessen sein!

Barbara, Mutter von zwei Töchtern

🗝 Wenn Sie von einer Fehlgeburt betroffen sind:

- Lassen Sie sich Zeit. Es gibt keinen Grund zu Hektik und schnellem Handeln. Bei Blutungen mit starkem frischem Blut ist jedoch zügige ärztliche Abklärung nötig.
- Für manche Ärzte ist eine Fehlgeburt ein alltäglicher Vorgang, der schnell erledigt werden muss. Sie jedoch müssen nicht funktionieren. Lassen Sie sich von einer Vertrauensperson begleiten, die Ihre Bedürfnisse vertreten kann, oder suchen Sie sich evtl. eine andere medizinische Betreuung.
- Haben Sie Mut, sich der Realität mit allen Sinnen zu stellen. Bei einem frühen Abgang zeigt die Blutung, dass die Schwangerschaft nicht mehr besteht. Später wird eine Ausschabung vorgenommen. Es kann hilfreich sein, die Überreste des Kindes zu sehen. Wenn ein Kind in späterem Schwangerschaftsstadium tot geboren wird, können Sie es anschauen, es vielleicht fotografieren, sich von ihm verabschieden. Die Hebamme oder ein / e Krankenhausseelsorger / in werden Sie dabei begleiten.
- Vielleicht wollen Sie Ihrem Kind einen Brief schreiben. Halten Sie alles fest, was Ihnen in den Sinn kommt, welche Gefühle Sie haben, was Sie dem Kind mit auf den Weg geben möchten. Diesen Brief können Sie begraben oder an einem Ort verwahren, der für Sie stimmig ist.
- Bewahren Sie Bilder und Dinge, die Sie an das Kind erinnern, auf: Vielleicht ein Ultraschallbild, einen kleinen Engel – etwas, was Sie in die Hand nehmen können, was einen Platz in Ihrem Leben bekommen kann. Eine Bestelladresse für kleine Bronzeengel finden Sie im Anhang.
- Suchen Sie sich einen Ort, an dem

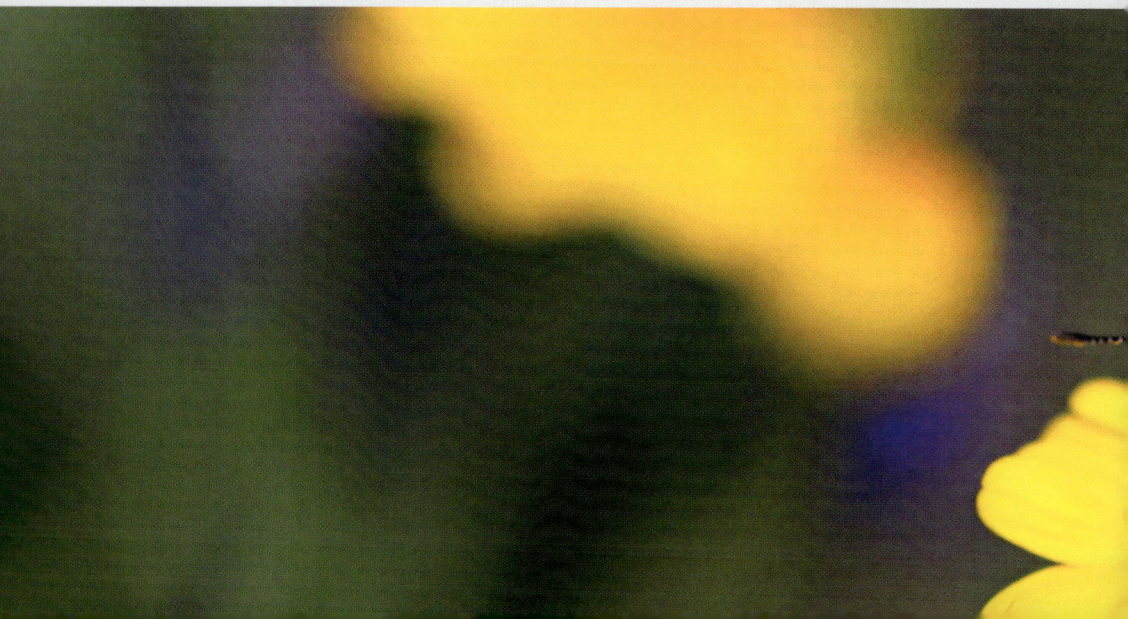

Sie sich mit Ihrem Kind verbunden fühlen. Wenn das Kind nicht bestattet wurde, kann es genauso gut auch ein symbolischer Ort sein. Auf Friedhöfen gibt es inzwischen manchmal Grab- und Gedenkstätten für in der Schwangerschaft verstorbene Kinder.

- Nicht alle Menschen können mit der Erfahrung einer Fehlgeburt umgehen. Sie werden spüren, wer Ihnen ein offenes Ohr und ein mitfühlendes Herz anbieten kann. An manchen Orten gibt es Gruppen, in denen sich Menschen mit gleicher Erfahrung treffen. Auch im Internet finden Sie Vernetzung. Vertrauen Sie auf Ihr Gefühl, welche Form der Unterstützung Sie sich wünschen.
- Haben Sie keine Angst vor starken Gefühlen und Tränen. Die Trauer braucht ihre Zeit.

Segen über einer Fehlgeburt

Du warst ein Kind der Hoffnung,
unsere Liebe umhüllte dich,
unsere Fantasie schmückte dein
Leben aus.

Du warst ein Kind der Freude.
Wie eine Blüte ging unser Herz auf,
denn wir erwarteten dich voll
Sehnsucht.

Du warst ein Kind des Lebens.
Wir wollten unser Leben weitergeben
und uns selbst beschenken lassen.

Du bleibst unser Kind.
Doch du bist ein Kind der Sehnsucht,
das zu einem Kind der Trauer wurde.

Du hast sie nicht gesehen,
den Sonnenglanz und die Mondsichel.
Du hast nicht in unsere leuchtenden
Augen geschaut.

Nun aber siehst du das Licht,
das strahlende, wärmende Licht
der Liebe Gottes.
Auch du wohnst im Hause Gottes,
wo viele Wohnungen sind.

Du bist gesegnet,
du Kind der Hoffnung, der Freude
und des Lebens.
Und mit dir ist gesegnet
unsere Trauer um dich,
du Kind bei Gott.

HANNA STRACK

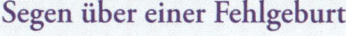

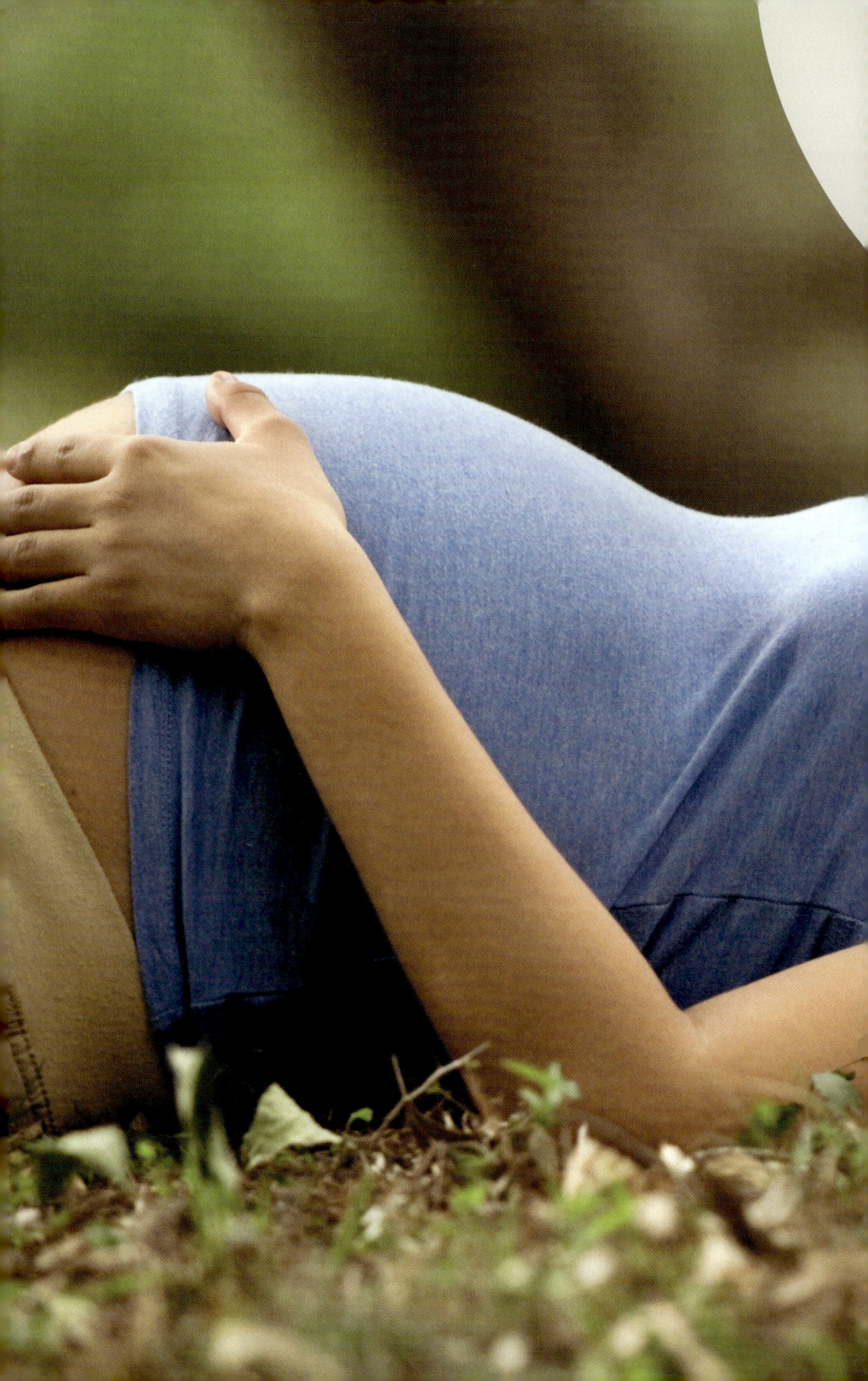

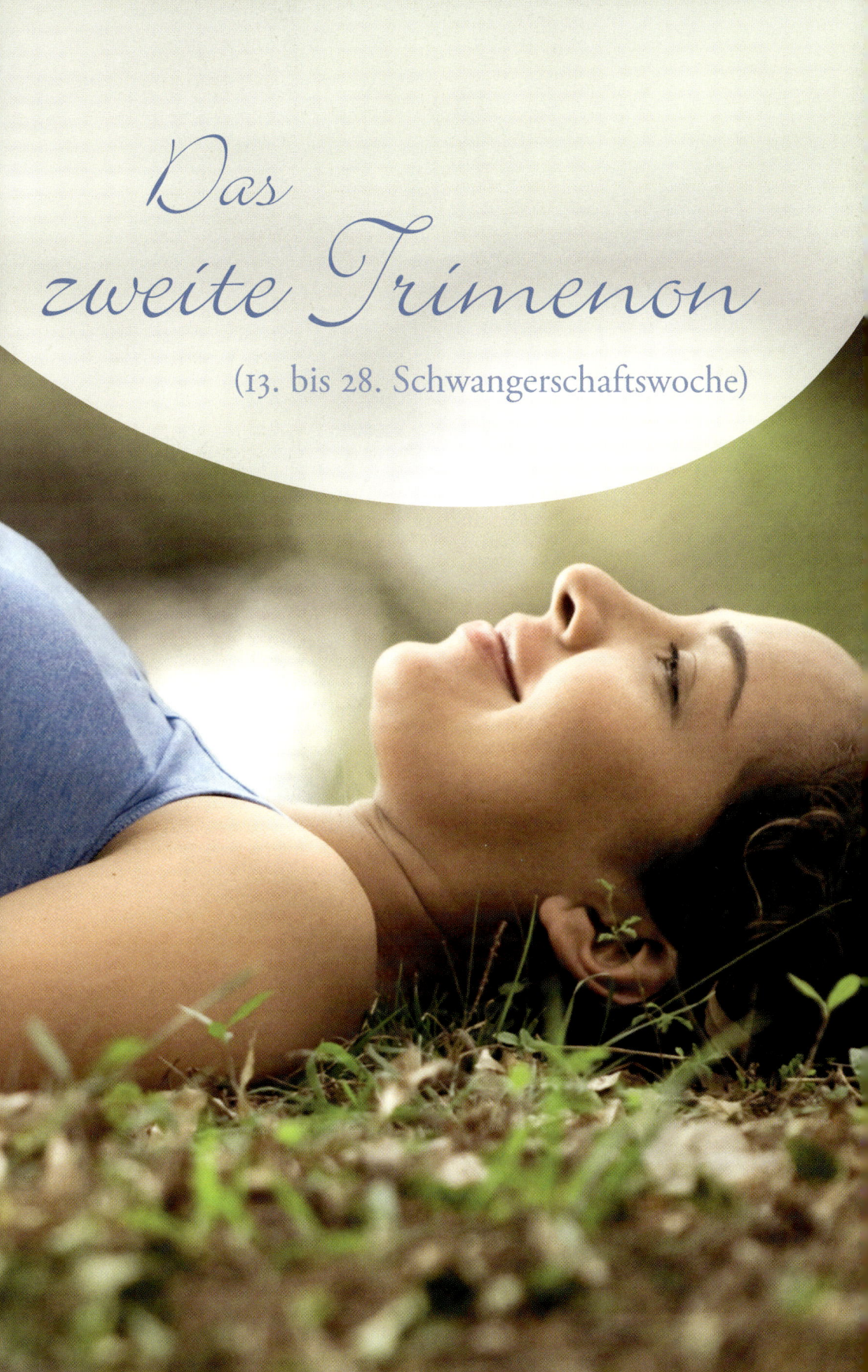

Das zweite Trimenon

(13. bis 28. Schwangerschaftswoche)

Sie haben nun die ersten zwölf Schwangerschaftswochen gemeistert und sicherlich lassen allmählich die Beschwerden der Frühschwangerschaft nach.

Die nun anstehenden Wochen sind eine Zeit der Anpassung und des Wohlbefindens. In dieser Phase findet das größte Wachstum des Kindes statt. Die Außenwelt erkennt nun die Schwangerschaft, denn Ihr Bauch wächst und ist nicht mehr zu verbergen.

Zwischen der 18. und 21. Schwangerschaftswoche findet ein ganz besonderes Ereignis statt. Sie spüren zum ersten Mal Ihr Kind. Sie spüren nun das Leben, das in ihnen heranwächst und nehmen ganz intensiv Kontakt zu Ihrem Kind auf.

Die ersten wahrnehmbaren Bewegungen des Kindes sind ungewohnt und werden vielleicht zunächst nicht bewusst wahrgenommen. Doch jeden Tag spüren und erleben Sie Ihr Kind stärker und kräftiger. Nun können auch der Partner und Geschwisterkinder von außen die Bewegungen spüren und sehen. Diese mit ganz neuen Empfindungen einhergehende Phase erleben zu dürfen, ist etwas ganz Wunderbares.

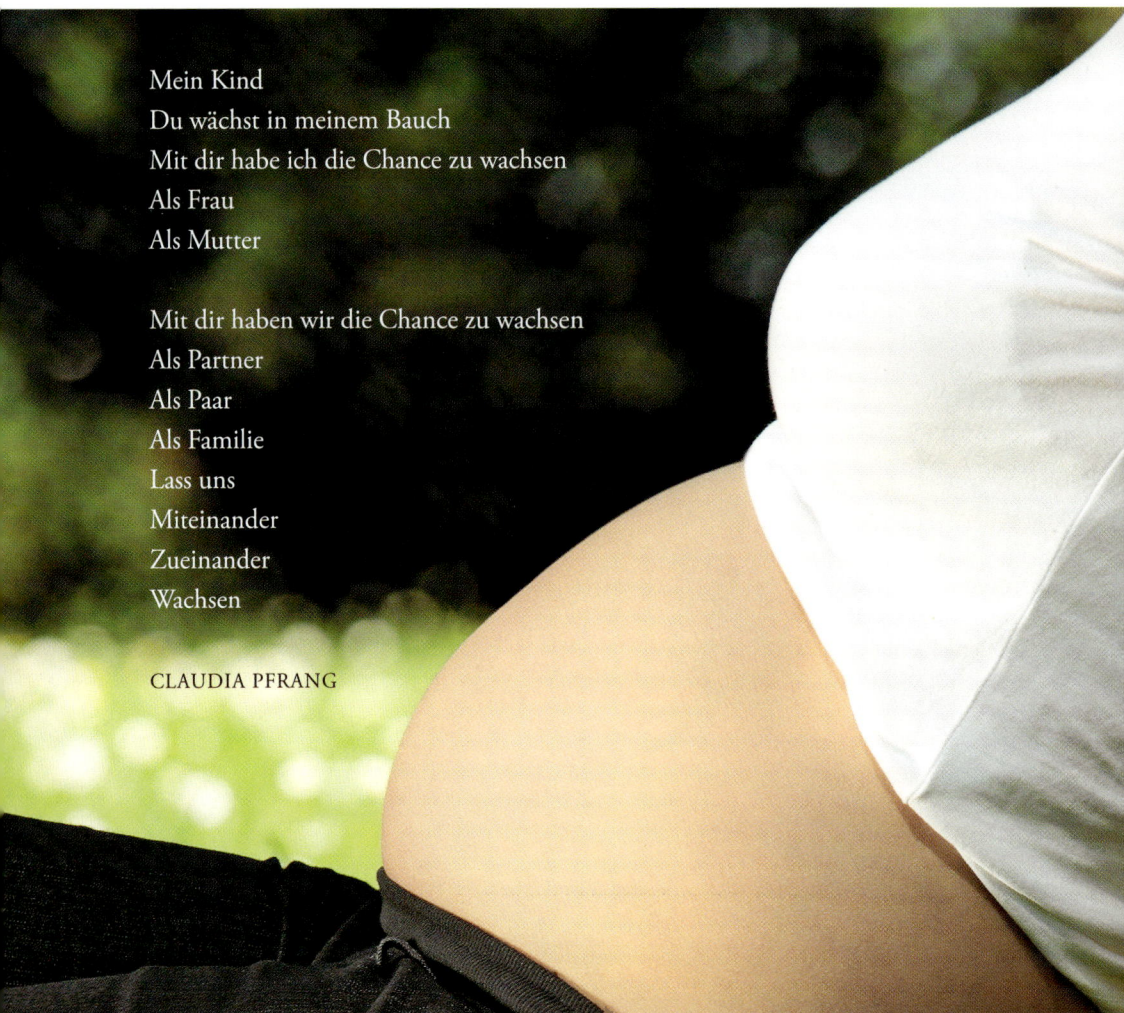

Mein Kind
Du wächst in meinem Bauch
Mit dir habe ich die Chance zu wachsen
Als Frau
Als Mutter

Mit dir haben wir die Chance zu wachsen
Als Partner
Als Paar
Als Familie
Lass uns
Miteinander
Zueinander
Wachsen

CLAUDIA PFRANG

Simone

Es klingt zwar klischeehaft, aber die schönsten Momente meiner Schwangerschaft waren wirklich die, in denen ich mein Kind in mir gespürt habe. Es war das Gefühl, alles ist in Ordnung, das Kind ist gesund, alles ist gut …

Es war schön, das Kind als Teil in mir, aber doch als ganz eigenständiges, unverfügbares Wesen zu spüren.

Die Größe der Gebärmutter nimmt nun stetig zu. Im Alltag ist der zunehmende Bauchumfang aber noch nicht hinderlich.

In diesen Wochen des Wachstums fühlen sich die allermeisten werdenden Mütter sehr wohl und genießen ihre Schwangerschaft.

Natürlich können aber auch in dieser Phase der Schwangerschaft Probleme auftreten. Die meisten Beschwerden lassen sich durch hormonelle Anpassungen und durch die veränderte Körperhaltung, bedingt durch den wachsenden Bauch, erklären. Viele Frauen sehen in dieser Zeit »weicher und runder« aus und genießen es, Rundungen haben zu dürfen. Im übertragenen Sinn ist diese Zeit für die Frau auch die Möglichkeit, in der Persönlichkeit »runder« zu werden. Viele entdecken plötzlich Eigenschaften an sich, die sie gar nicht vermutet hätten, manche Frau spürt in dieser Zeit viel Power, stößt nochmals neue Projekte an …

Freude (mit)teilen – Standpunkte finden

Jetzt hat sich für die meisten Frauen und Paare die Sicherheit der Schwangerschaft eingestellt und es steht an, das bevorstehende Ereignis einem größeren Personenkreis mitzuteilen. Sie sind vielleicht froh, endlich die »gute Nachricht«, »ihr Geheimnis« anderen anvertrauen zu können. Sicher werden sich viele Menschen mit Ihnen über Ihre Botschaft freuen und Sie können die Freude mit anderen teilen. Geteilte Freude ist doppelte Freude. Es kann aber auch sein, dass Ihre gute Nachricht bei anderen etwas ganz anderes auslöst, sie vielleicht auf Unverständnis stößt. Oft offenbart dies einiges über den anderen, über seine Einstellung zu Schwangerschaft und Kindern, zu Partnerschaft und Familie. Wenn die Situation von Frauen und Männern nicht dem entspricht, was in den Augen des anderen »normal« oder »üblich« ist, können die Reaktionen bis zur Ablehnung der Schwangerschaft reichen. Hilfreich in solchen Situationen ist es, bereits im Vorfeld die Begegnung durchzuspielen und Worte parat zu haben. In solchen belastenden Situationen ist der Beistand seitens des Partners, eines Freundes oder einer Freundin hilfreich.

Ab und an werden Sie im Laufe der Schwangerschaft viele gut gemeinte »Ratschläge« erhalten zu dem, was man als schwangere Frau tut oder eben nicht. Ratschläge, um die man nicht immer gebeten hat. In manchen Situationen, insbesondere bei den eigenen Eltern, Schwiegereltern, Geschwistern oder der besten Freundin ist es dazu nicht leicht, sich diesen zu entziehen und den eigenen Standpunkt zu klären. Schenken Sie in solchen Situationen zuerst Ihrem inneren Gefühl Vertrauen. Wichtig ist die innere Übereinstimmung mit sich selbst. Ob Sie z. B. noch mal in Urlaub fliegen, weiter Rad fahren oder joggen gehen können, spüren Sie selbst am besten.

Viele Ratschläge habe ich in den letzten
    Tagen erhalten.
Mancher Rat war hilfreich
und hat mich bestärkt.
Mancher Rat war gut gemeint,
aber ist bei mir nicht wirklich gut
    angekommen.
Mancher Rat hat mich richtig erschlagen.
Ich bin heute noch davon getroffen.
Guter Gott,
wie soll ich erkennen, was für mich und
mein kleines Wesen in mir gut ist?
Schenke mir Vertrauen in mich.
Lass mich lernen zu erspüren,
was gut für uns ist.
Es gibt so viele verschiedene Möglich-
    keiten,
Mutter zu werden und zu sein!
Schenke mir Begleiterinnen für diese Zeit
    der Schwangerschaft,
die mit mir suchend unterwegs sind.

CLAUDIA PFRANG

Um den eigenen Standpunkt zu finden, kann es hilfreich sein, Mit-Schwangere zu suchen und zu finden, mit denen Sie sich austauschen können. Geburtsvorbereitungskurse sind dafür oft eine gute Gelegenheit.

In der Bibel erfahren wir nicht viel über die Lebenssituationen von Frauen. Umso bemerkenswerter ist es, dass eine Begegnung zweier schwangerer Frauen geschildert wird – vielleicht auch, weil dies eine so existenzielle Lebenssituation von Frauen darstellt. Erzählt wird von zwei Frauen, die in ganz unterschiedlichen Situationen ein Kind erwarten: Die eine ist nach vielen Jahren des Hoffens und Wartens endlich schwanger geworden, die andere erwartet ein Kind, obwohl sie nicht verheiratet ist. Beide Frauen, schwanger in komplizierten Situationen, treffen einander und werden davon so bewegt, dass ihre Kinder im Mutterleib davon berührt sich regen. Die beiden Mütter genießen offenbar die innere Übereinstimmung und das dankbare Staunen vor dem Wunder, das sich in ihrem Leben ereignet hat, so sehr, dass sie eine ganze Weile beieinander bleiben und so bestärkt ihre komplizierten Schwangerschaften austragen.

Vielleicht tut es Ihnen gut, in den nächsten Monaten eine solche Begegnung mit einer Freundin oder Bekannten bewusst zu suchen. Sie kann stärken und tragen, auch über manche Tiefen der Schwangerschaft hinweg.

Der Besuch Marias bei Elisabet

Nach einigen Tagen machte sich Maria, die schwanger war, auf den Weg und eilte in eine Stadt im Bergland von Judäa.

Sie ging in das Haus des Zacharias und begrüßte ihre schwangere Verwandte Elisabet.

Als Elisabet den Gruß Marias hörte, bewegte sich das Kind heftig in ihrem Leib. Da wurde Elisabet vom Heiligen Geist erfüllt und rief mit lauter Stimme: »Gesegnet bist du mehr als alle anderen Frauen und gesegnet ist das Kind in deinem Leib.

Wer bin ich, dass die Frau, die ein göttliches Kind in sich trägt, zu mir kommt?

In dem Augenblick, als ich deinen Gruß hörte, hüpfte das Kind vor Freude in meinem Leib.

Selig ist die, die geglaubt hat, dass sich erfüllt, was Gott ihr sagen ließ.«

Da sagte Maria: »Meine Seele preist die Größe Gottes,

und mein Geist jubelt über Gott, meinen Retter.

Denn obwohl ich jung, arm und unbedeutend bin, hat Gott auf mich geschaut.

Siehe, von nun an preisen mich glücklich alle Generationen.

Denn der allmächtige Gott hat Großes an mir getan und sein Name ist heilig.

Er hat von Generation zu Generation Mitgefühl für alle Menschen, die an ihn glauben.

Er vollbringt an uns Menschen machtvolle Taten: Er verwirrt diejenigen, die im Herzen voll Hochmut sind; er stürzt die Mächtigen vom Thron und erhöht die Niedrigen.

Die Hungernden beschenkt er mit seinen Gaben, die Reichen aber schickt er mit leeren Händen fort.

Er nimmt sich all der Menschen an, die treu an ihn glauben, und denkt an sein Erbarmen,

das er schon vor Urzeiten dem Volk Israel verheißen hat: Abraham und seinen Nachkommen, für ewige Zeiten.«

Und Maria blieb etwa drei Monate bei ihr; dann kehrte sie nach Hause zurück.

Nach Lukas 1,39-56

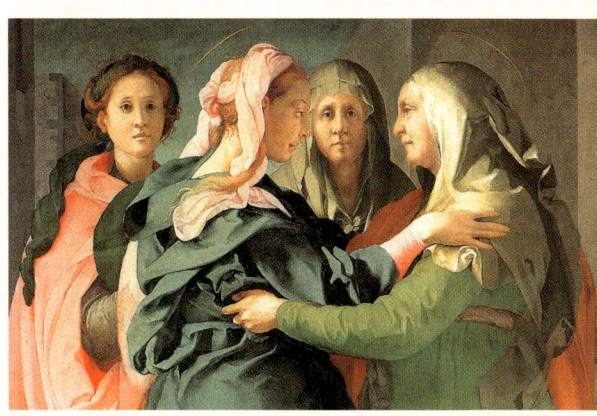

So kann ich meinem Körper Gutes tun

Die nun kommenden Monate des zweiten Trimenons sind für viele Frauen die schönsten ihrer Schwangerschaft. Damit Sie diese genießen können, folgen hier einige Anregungen für das körperliche Wohlbefinden.

Wichtig: Die nachfolgenden Tipps und Anwendungen sind allgemeine Maßnahmen gegen typische Beschwerden. Bitte besprechen Sie Ihre spezielle Situation mit Ihrer Hebamme oder Ihrem Arzt!

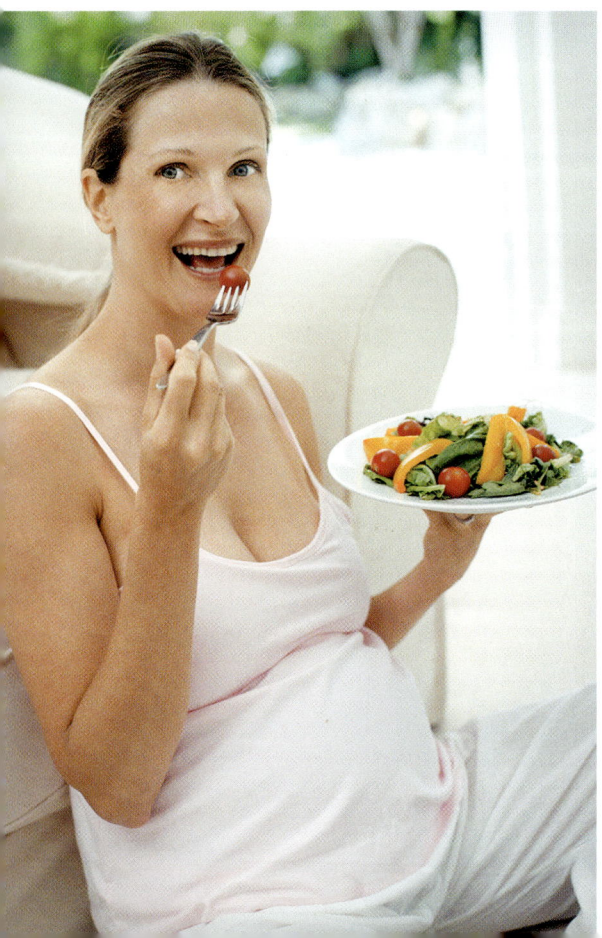

Eisenmangel

Der Bedarf an Blutvolumen für Sie und Ihr Kind steigt mit dem Wachstum der Gebärmutter und des Ungeborenen. Diesen zusätzlichen Bedarf deckt der Körper durch zusätzliche Wasseraufnahme in Ihren Blutkreislauf. Also ein sehr sinnvoller und physiologisch positiver Vorgang. Die Blutbestandteile werden dadurch allerdings verdünnt, was zu einem Eisenmangel führen kann.

Kaffee, schwarzer Tee und Zucker hemmen die Eisenaufnahme. Daher sollte der Konsum dieser Lebensmittel vermindert werden. Im Gegensatz dazu begünstigt Vitamin C die Aufnahme von Eisen. Somit sollten Sie eisenhaltige Lebensmittel in Kombination mit Vitamin C zu sich nehmen. Im Folgenden finden Sie eine Auflistung von Lebensmitteln mit einem hohen Vitamin-C-Anteil und einige eisenhaltige Produkte:

Reich an Eisen:
- Paranüsse
- Rote Beete (als Salat oder auch als Saft)
- Eisentonikum aus der Apotheke (wegen des gewöhnungsbedürftigen Geschmacks am besten gekühlt trinken)

Reich an Vitamin C:
- Orangensaft
- Sanddornsaft (hat 20-mal mehr Vitamin C als eine Zitrone)
- Äpfel
- Salate

Hämorrhoiden

Sie sind eine etwas lästige Begleiterscheinung, bedingt durch erweiterte Blutgefäße.

Gut behandeln lassen sich Hämorrhoiden mit einer Johanniskrautcreme oder Hamamelissalbe. Oftmals können auch rohe Kartoffelscheiben helfen, die auf die betreffende Region gelegt werden. In jedem Fall sollten Sie viel Flüssigkeit zu sich nehmen (eventuell in Kombination mit 1–2 Esslöffel Öl), damit der Stuhl weich bleibt. Somit lassen sich die Schmerzen mindern.

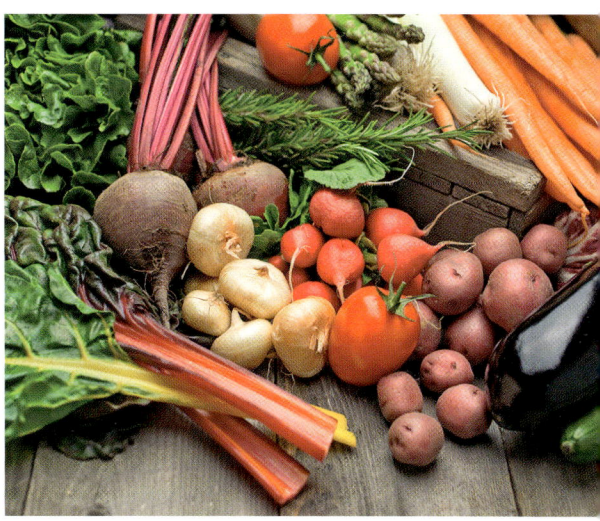

Ischias- und Rückenbeschwerden

Durch das Schwangerschaftshormon Progesteron lockern alle Knorpel- und Gelenkverbindungen auf und die Bänder in den Gelenken werden weicher. Dadurch sind vor allem das Becken und der untere Lendenwirbelbereich sehr instabil. Weiterhin führen die Lage des Kindes und der wachsende Bauch zu einem Hohlkreuz. Dies kann in Summe zu Schmerzen in der Lendengegend führen und sogar bis in die Beine ausstrahlen.

Bei derartigen Beschwerden können Sie im Alltag versuchen, sich immer wieder richtig auszuloten. Dies bedeutet, sie versuchen, das Becken zu kippen und ihre »Mitte« zu finden. Ebenfalls sehr hilfreich sind Akupunktur und Massagen mit speziellen Kreuzbeinölen. In akuten Fällen können Sie Linderung schaffen, indem Sie sich auf die Seite legen, ein Kissen zwischen die angewinkelten Knie klemmen und durch eine Kombination aus Atem- und Muskelübungen den betroffenen Bereich entlasten. Beim langsamen Einatmen kippen Sie hierbei Ihr Becken nach hinten, beim langsamen Ausatmen spannen Sie Ihre Bauchmuskeln an und bewegen Ihr Becken nach vorn. Langfristig können Osteopathie oder Craniosacral-Therapie helfen. Beide Therapieformen sind sehr sanft, wirken aber besonders gut in den tiefen Gewebsschichten des Körpers.

Krampfadern

Eine weitere Nebenerscheinung der Weitung der Blutgefäße ist ein verminderter Rückfluss des Blutes aus den Beinen ins Becken. Dies kann zu Krampfadern führen.

In diesen Fällen dürften mechanische Übungen zu einer Besserung verhelfen: Legen Sie Ihre Beine häufig hoch und regen Sie das Pumpen der Venen durch Strecken und Beugen der Füße an. Auch Wechselduschen der Beine können helfen. Weiterhin sollten Sie enge Schuhe und Strümpfe vermeiden. Auch Schwimmen und Wassergymnastik (Aqua-Fitness) können entlasten. In manchen Schwimmbädern werden besondere Kurse für Schwangere angeboten. Hierbei ist auch der Wohlfühleffekt im Wasser nicht zu vernachlässigen.

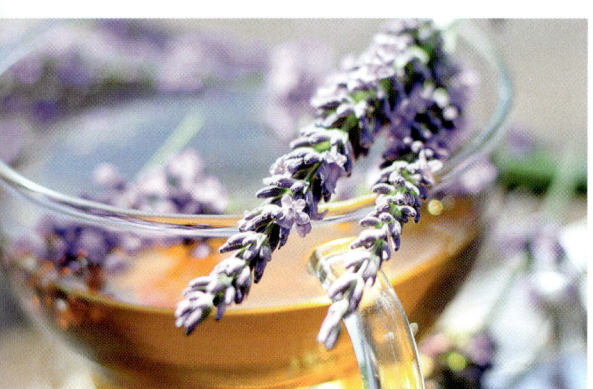

Sodbrennen

Die Aufweitung der Gefäße kann schließlich auch die Speiseröhre und den Mageneingang beeinträchtigen. In der späteren Schwangerschaft drückt zusätzlich noch der wachsende Bauch auf den Magen. Hierbei kann es zum Aufstoßen von säurehaltigen Magensäften kommen.

Prinzipiell gibt es zwei Vorgehensweisen, um dem Sodbrennen entgegenzuwirken. Entweder muss die Säure durch basische Lebensmittel neutralisiert werden oder man therapiert mit dem homöopathischen Ansatz »Gleiches mit Gleichem«

(Säure mit Säure). Auf diese Variante wird an dieser Stelle nicht näher eingegangen, da in jedem Fall ein anerkannter Homöopath aufgesucht werden muss. Zur Pufferung der Säure mit Basen eignen sich die nachfolgenden Lebensmittel:

- ganze geschälte Mandeln langsam kauen und mit viel Speichel schlucken
- Heilerde
- Basische Präparate aus der Apotheke
- gekochte, ungewürzte Hirse
- roher Kartoffelsaft
- »Kü-Ka-Lei-Wa« (= basenüberschüssiger Gemüsetrank als Hausmittel nach Waerland: 1 Kartoffel schälen, klein schneiden und zusammen mit 2 TL Leinsamen und 1 TL Kümmel in einen Liter Wasser geben, aufkochen lassen und in einer Thermoskanne abgefüllt über den Tag verteilt trinken)

Wadenkrämpfe

Bedingt durch Mineralstoffmangel (Magnesium, Kalium, Calcium) kann es zu einer Unterversorgung der Muskeln und somit zu Wadenkrämpfen kommen.

Im Akutfall hilft ein Überstrecken des Fußes, wie Sie es vielleicht schon bei Sportlern gesehen haben. Vorbeugend oder als Behandlung nach einem Krampf sollten Sie Bananen oder Aprikosen essen. Nach Absprache mit Ihrer Hebamme oder Ihrem Homöopathen können auch hier homöopathische Mittel eingesetzt werden.

Fürs seelische Wohlbefinden: Eine Partnermassage

Eine ganz einfache und unkompliziert anzuwendende Art der Massage ist z. B. die Handmassage. In den Händen spiegeln sich, ebenso wie in den Füßen, viele einzelne Körperregionen und Organe wider. Deshalb wirkt eine Handmassage in ihrer Nachwirkung wohltuend auf den gesamten Körper. Ein gut riechendes, natürliches Öl, sparsam verwendet, kann die Berührung noch angenehmer machen.

Die Handmassage beginnt, indem die Hand zunächst mit beiden Händen des Partners umschlossen wird. Dann wird erst die Innenhandfläche mit dem Daumen kräftig geknetet. Schließlich wird jeder einzelne Finger von der Handfläche ausgehend bis zu den Spitzen massiert. Zum Schluss wird das Handgelenk mit sanften Bewegungen massiert und kreisend hin und her bewegt. Am Ende der Massage kann die Hand über die unbekleidete Innenarmseite nach oben hin ausgestrichen werden.

Anschließend sollte Zeit gelassen werden, den Unterschied zwischen der massierten und der nicht-massierten Hand wahrzunehmen.

Diese Übung ist gut auch zwischen Freundinnen oder in Schwangerengruppen zur gegenseitigen Bestärkung möglich.

Weitere Massageübungen finden Sie in entsprechenden Sachbüchern oder in der umfassenden Broschüre »Familienbegleitung« von Thea Vogel (vgl. Anhang).

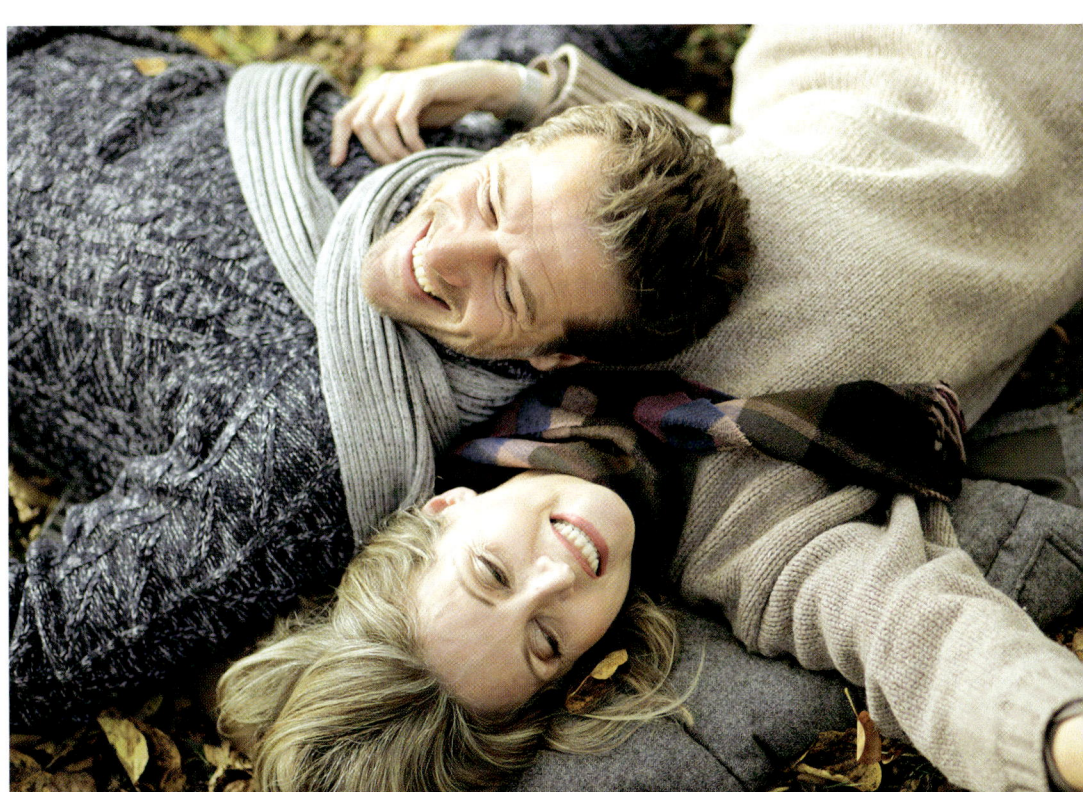

Warte-Rituale, die guttun

Die Natur ist eine ideale Begleiterin in dieser Zeit des Wartens und Wachsens. Nicht nur dass Bewegung in freier Natur in dieser Zeit für den Körper eine Wohltat ist, sie tut auch der Seele gut. Die Natur ist ein Ort, an dem wir dem Leben und Wachsen nachspüren können, indem wir z. B. immer wieder den gleichen Ort aufsuchen und seine Veränderung im Wandel der Jahreszeit beobachten. So wie wir die Jahreszeiten nicht »machen«, sie nur erwarten können und jede ihren Reiz hat, so lässt sich auch das Werden unseres Kindes nur abwarten. Letztlich geschieht es. Jede Phase der Schwangerschaft ist anders und manches unerwartet.

Und noch mehr hält die Natur in dieser Wartezeit bereit: So können wir dort erspüren lernen, was es heißt, auf festem Grund zu stehen oder Halt zu finden.

Versuchen Sie doch einmal bewusst bei einem Spaziergang den Boden unter Ihren Füßen zu spüren. Bleiben Sie bewusst stehen. Sie werden getragen von sicherem Grund. Dieses Vertrauen dürfen Sie auch in Ihr Leben hineinnehmen.

Vielleicht entdecken Sie auch auf Ihrem Gang durch die Natur eine starke Eiche. Lehnen Sie sich an und genießen Sie den Halt, den der Baum Ihnen gibt.

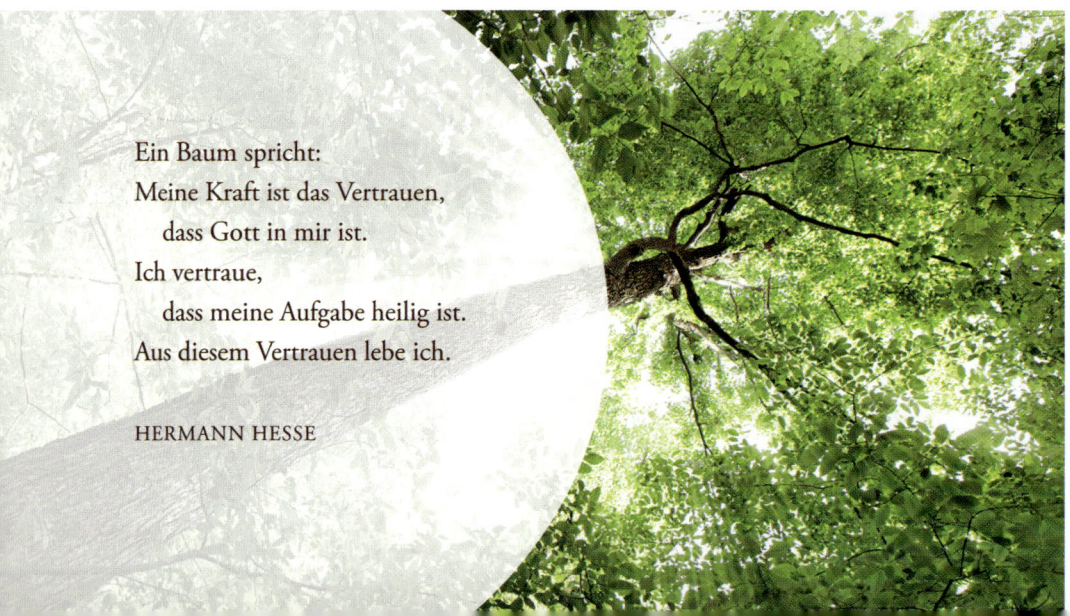

Ein Baum spricht:
Meine Kraft ist das Vertrauen,
    dass Gott in mir ist.
Ich vertraue,
    dass meine Aufgabe heilig ist.
Aus diesem Vertrauen lebe ich.

HERMANN HESSE

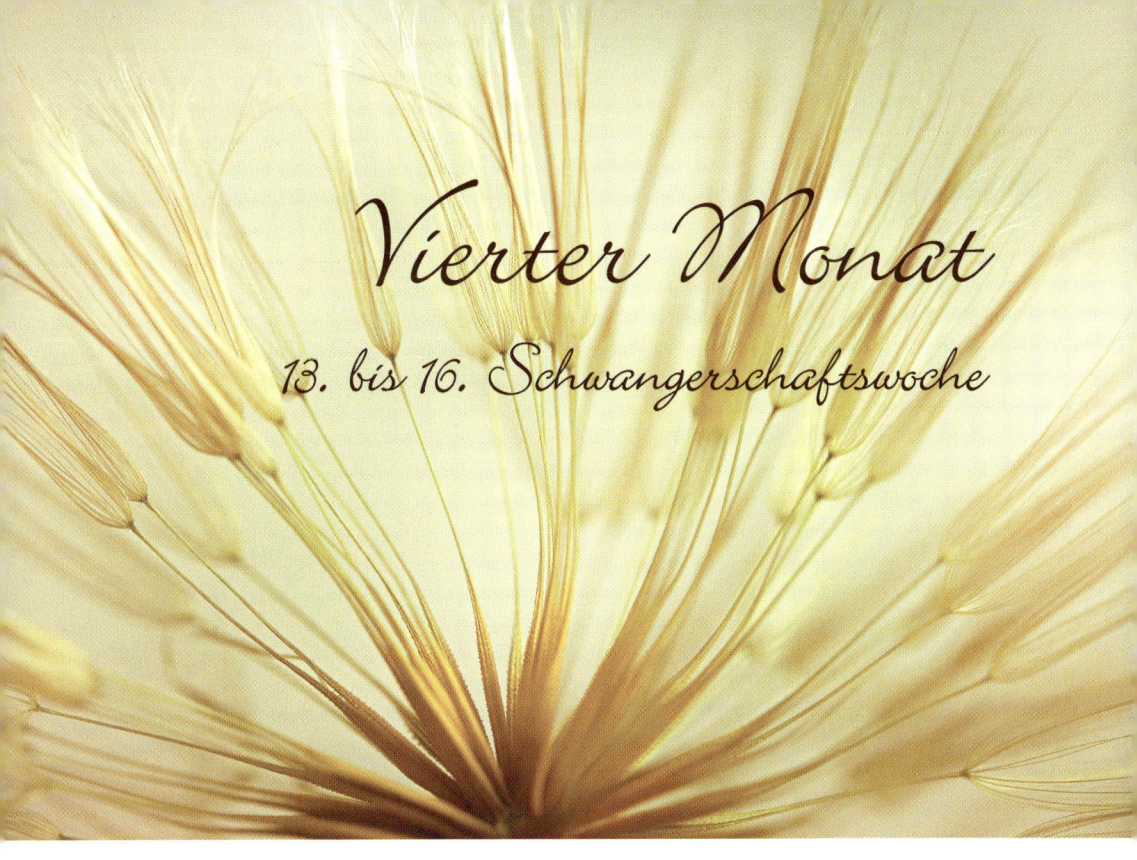

Vierter Monat

13. bis 16. Schwangerschaftswoche

leben im Takt eines
Herzschlags
der noch nichts
von mir weiß

ULLA HAHN

Der Fötus bewegt sich immer häufiger und wächst rasant weiter. Aus den noch sehr zuckenden Bewegungen im Embryonalstadium werden nun zunehmend langsamere und gezieltere Bewegungen. Das zentrale Nervensystem beginnt, die Steuerung der Reflexe, des Gleichgewichts und der Bewegungen zu entwickeln. Doch nach wie vor spüren Sie von all den Aktivitäten Ihres Kindes nichts. Und das, obwohl der Fötus kaum mehr als ein paar Minuten am Stück schläft. Erst deutlich später entwickelt sich ein regelmäßiger Schlafrhythmus.

Im Ultraschall kann man erkennen, wie

der Fötus zu gähnen scheint, die Hände zum Mund führt und seine Beinchen beugt und streckt. Der weiche Körper wird nun immer stabiler. Die Knochen bestehen bis zu diesem Zeitpunkt aus Knorpelgewebe, das nun nach und nach durch Verkalkung in Knochengewebe umgewandelt wird. Vor allem in den langen Röhrenknochen von Armen und Beinen lässt sich dieser Vorgang beobachten.

Ihr ungeborenes Kind schwebt und bewegt sich also in einem geschützten mit Fruchtwasser gefüllten Raum. Es ist an dieses Leben im Wasser bestens angepasst.

Frau sein
Frau bleiben
Frau werden
Jeden Tag neu

Mutter sein
Mutter werden
Und dabei Frau bleiben
Schön
Stark
Mutig

Im Vertrauen auf
Die Kraft in mir
Das Leben in mir
Gelingt das

CLAUDIA PFRANG

Den gesamten Fötus umgibt eine schützende Schicht der vernix caseosa, der sogenannten »Käseschmiere«. Sie wird durch Talgproduktion gebildet und schützt die Haut vor Austrocknung und kleineren Verletzungen. Zusätzlich bildet sich die Lanugobehaarung aus; eine Ganzkörperbehaarung, die aber noch vor der Entbindung abfällt.

Am Ende dieses Monats ist Ihr Ungeborenes ca. 16 cm groß und die Geschlechtsorgane sind so weit entwickelt, dass man im Ultraschall erkennen kann, ob es ein Junge oder ein Mädchen ist.

Wie geht es mir?

Die Beschwerden der ersten Schwangerschaftswochen lassen nun hoffentlich langsam nach und falls Sie bisher sorgenvoll oder gequält waren, ist in den meisten Fällen nun auch eine innerliche Übereinstimmung und Akzeptanz der Schwangerschaft möglich.

Jetzt wird auch Ihre Kleidung langsam eng. Ihr Kind ist inzwischen vollständig entwickelt und wächst nun von Tag zu Tag weiter.

FrauenLeben

Für manche Schwangere ist es eine Zeit, in der sie endlich mal ohne schlechtes Gewissen ein paar Pfunde zulegen können, andere wiederum plagt die Sorge, ob sie denn wieder zu ihrer alten Figur zurückfinden. Empfindet es manche Frau als etwas Besonderes, in der Kleidung »ihren Bauch« stolz herzeigen zu können, ist für die andere die stets enger werdende Hose ein Problem. Manche Hebammen bezeichnen die Schwangerschaftsstreifen als »Narben des Lebens«, die zeigen: Diese Lebensphase hinterlässt Spuren.

Es kann für Sie die Gelegenheit sein, sich mit Ihrem Bild von Frau-Sein auseinanderzusetzen. Wie ist es und wer hat es geprägt? Kann ich mein Frau-Sein annehmen und mich nehmen, so wie ich bin? Diese Zeit der körperlichen Veränderungen bietet Ihnen als Frau die Möglichkeit, Ihr Frau-Sein in all seinen Dimensionen, nicht zuletzt aufgrund der umwälzenden Vorgänge in Ihrem Körper, neu zu entdecken.

Der Zustand der Schwangerschaft ist, wie auch immer empfunden, ein »Ausnahmezustand«, der es mehr als sonst nahelegt, sich besondere Beachtung und Selbstliebe zu schenken. Dies drückt auch der Salbungsvorgang während einer christlichen Taufe aus. Bei jeder Taufe wird der Täufling mit kostbarem Chrisam gesalbt, das früher nur bei Königen verwendet wurde. Damit soll ausgedrückt werden, dass jeder Mensch in Gottes Augen so bedeutungsvoll ist wie ein König / eine Königin. Vielleicht nutzen Sie das zukünftige Einölen Ihres Körpers als »Königinnen-Ritual«.

In Hochglanzbroschüren wird uns die stets gut aussehende Schwangere »präsentiert«, die – perfekt gestylt – sich rundum wohlfühlt. Tipps sind zu lesen, wie diese Zeit zur glücklichsten des Lebens wird. Dorothe Nolte schreibt in ihrem herrlich erfrischenden Buch »Wie eine Mutter entsteht« einmal zu all diesen Ratgebern: »Alle schärfen mir ein, mich zu pflegen, mich zu entspannen, mich zu schonen, nur das zu

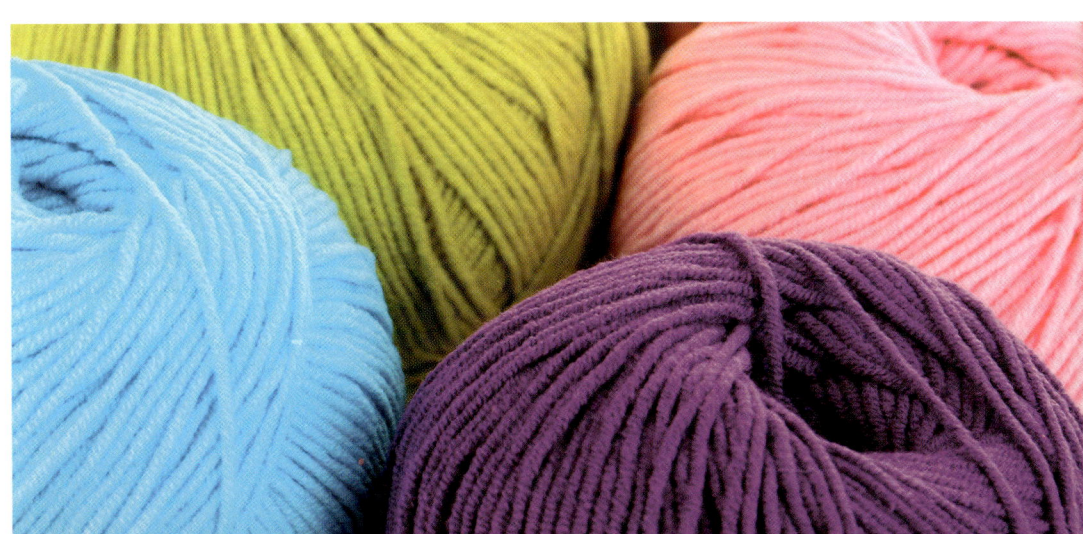

Mutterwunsch

Dich
noch einmal
gebären
mein Kind
mit dem erstarkten
Mut der Jahre
dehnungslustig
formfreudig
Mutter werden
hingegeben
an das neue runde
nasse Leben
ohne Angst
um mich
auch so weit draussen
dem tragenden Schmerz
vertrauend
immer wieder
werden
mit dir.

MARIANNE MARTIG-KÄLIN

tun, was mir guttut. Und es tut jedenfalls gut, solch gütige Worte zugleich von Vertretern großer Firmen, wichtiger Verlage und der Bundeszentrale für gesundheitliche Aufklärung zu hören. Wann sonst im Leben bekommt man so viel Zuspruch? Nur werde ich den Verdacht nicht los: Wenn es vorher so gemütlich sein soll, muss das Nachher schrecklich sein.«

Tatsächlich wird damit nur die eine Seite des Lebens wahrgenommen, die andere aber ausgeblendet und wie so häufig in unserer Gesellschaft aus dem Blickfeld verbannt. Und nicht selten landen wir unsanft auf dem Boden der Tatsachen, wenn eben nicht alles so rund läuft, sind enttäuscht und mutlos. Die Schwangerschaft, die wie kaum eine andere Lebensphase so intensiv mit dem Leben verbunden ist und von diesem Wechselbad der Gefühle bestimmt ist, kann auch eine Zeit sein, sich neu ins Leben einzuüben: sich am Leben mit seinen hellen Seiten zu freuen und in dunklen Tagen darauf zu vertrauen, dass es wieder helle Tage geben wird. Sich geborgen zu wissen, bei einem Partner, in einer Familie, bei Freunden, vielleicht auch bei Gott, ist in solchen Situationen ein »doppelter Boden« im Hochseilakt »Leben«.

Vielleicht beschäftigt auch Sie das Thema: Frau-Sein – Mutter-Sein – Partnerin-Sein mit all seinen Fragen und Schattierungen. Nehmen Sie sich doch die Zeit, Ihre verschiedenen Gedanken zu diesen Aspekten niederzuschreiben oder Ihre Gefühle »als Königin« mit Farben auszudrücken.

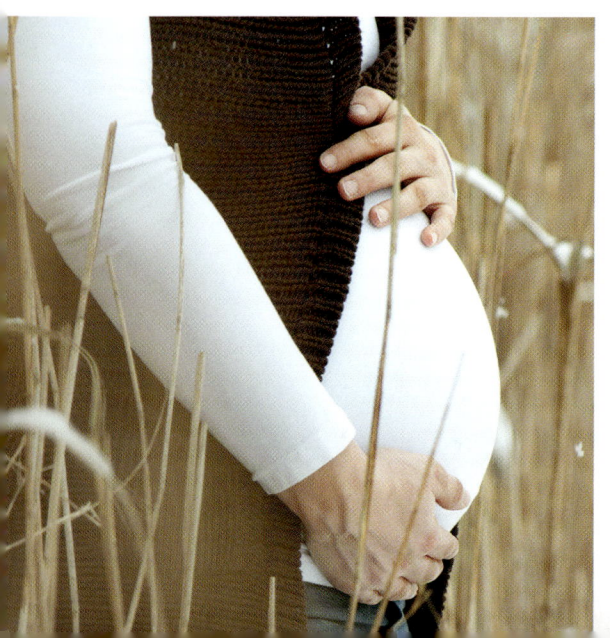

In die Wiege gelegt

Sicher machen Sie sich manchmal Gedanken über das zukünftige Zusammenleben und die Eigenschaften Ihres Kindes, das noch ohne bewusste Kenntnis seiner Familie in seiner geborgenen Höhle schwimmt: Welcher Mensch wird dieses Kind sein? Was wird es von mir erwarten? Wo wird es mich herausfordern? Wo werden einmal Reibungspunkte entstehen? Zum ersten Mal Mutter und Vater zu werden, kann in der Tat irritieren und veranlassen, über das eigene Selbstbild nachzudenken. Eltern von mehreren Kindern haben schon mehrfach erlebt, wie die Kinder den Eltern so manches Mal »einen Spiegel vorhalten«. Hier kann es auch guttun, mit Ihrem Partner ins Gespräch zu kommen. Auch unser späterer Erziehungsstil ist wesentlich davon geprägt, welche Bilder von Vater-/ Mutter-Sein wir in uns tragen.

Spannend ist es, spielerisch zu überlegen, welche Eigenschaften Ihr Kind von Ihnen und Ihrem Partner erben bzw. nachahmen könnte.

Eine schöne Paarübung kann es sein, sich auf Kärtchen zu notieren, welche Eigenschaften, Angewohnheiten, Begabungen man dem Kind vom Partner wünscht – natürlich mit dem Wissen, dass das Kind in jedem Fall ganz eigen sein wird …

Schreiben Sie die Dinge doch verdeckt auf und präsentieren Sie sich diese dann als Überraschung. Selbstverständlich soll nur Positives genannt werden! Tatsächlich ist es interessant abzuwarten, was jedes Kind von uns Eltern »in die Wiege gelegt« bekommt. Nicht umsonst erhielten Kinder zu biblischen Zeiten oft einen »Namen mit Programm«, der sich auf die Situation der Eltern in den Zeiten der Entstehung des Kindes bezieht, so wie etwa der Name »Isaak« (für: man lacht) auf das ungläubige Lachen Saras und Abrahams bei der Geburtsankündigung hindeutete.

Wenn Sie mögen, schreiben Sie hier auf, welche Gedanken Ihnen zum Thema »In die Wiege gelegt« eingefallen sind.

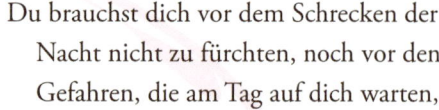

Unter dem Schutz des Höchsten

Wer unter dem Schutz des liebenden
  Gottes lebt
und ruht im Schatten dieser allmächtigen
  Kraft,
der sagt zu Gott: »Du bist für mich
  Zuflucht und Burg, mein Gott,
  dem ich vertraue.«
Er rettet dich aus der Schlinge derer,
  die dich hetzen und bedrängen,
  und aus allem Verderben.
Er beschirmt dich mit seinen Flügeln,
  unter seinen Schwingen findest du
  Zuflucht, auf seinen immerwährenden
  Schutz kannst du dich verlassen.

Du brauchst dich vor dem Schrecken der
  Nacht nicht zu fürchten, noch vor den
  Gefahren, die am Tag auf dich warten,
nicht vor Krankheiten, die schleichend
  herankommen, nicht vor Seuchen, die
  ringsumher wüten.
Siehst du auch überall, wie den Menschen
  Unglück geschieht, so wird es doch
  dich nicht treffen.
Du wirst es sehen mit eigenen Augen,
  wirst erfahren, dass Gott denen, die
  Unrecht tun, die unrechten Taten nicht
  nachsieht.
Ja, Gott ist deine Zuflucht, du hast dir
  den Höchsten als Schutz erwählt.
Dir begegnet kein Unheil, kein Unglück
  naht deinem Lebensraum.
Denn er befiehlt seinen Engeln, dich zu
  behüten auf all deinen Wegen.
Sie tragen dich auf ihren Händen, damit
  dein Fuß nicht an einen Stein stößt.

NACH PSALM 91,1–12

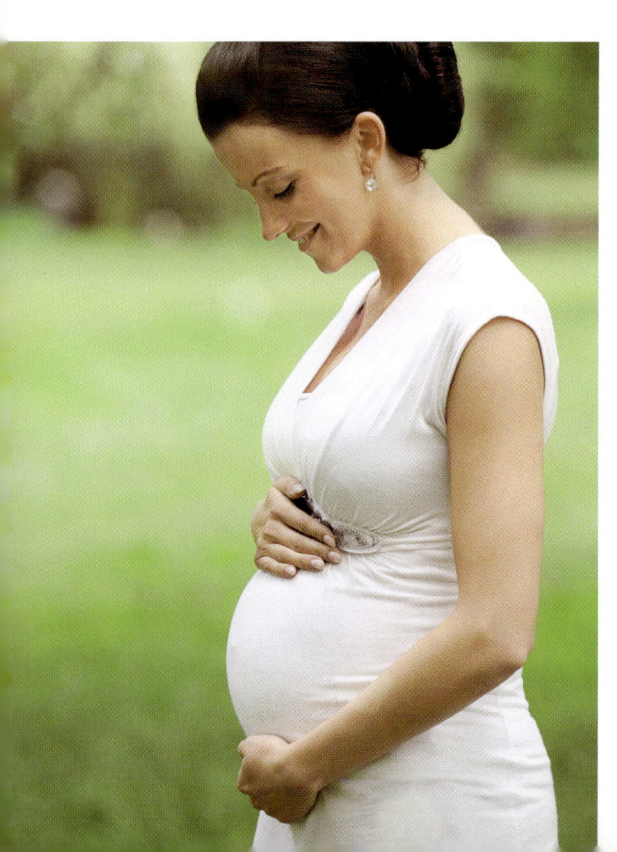

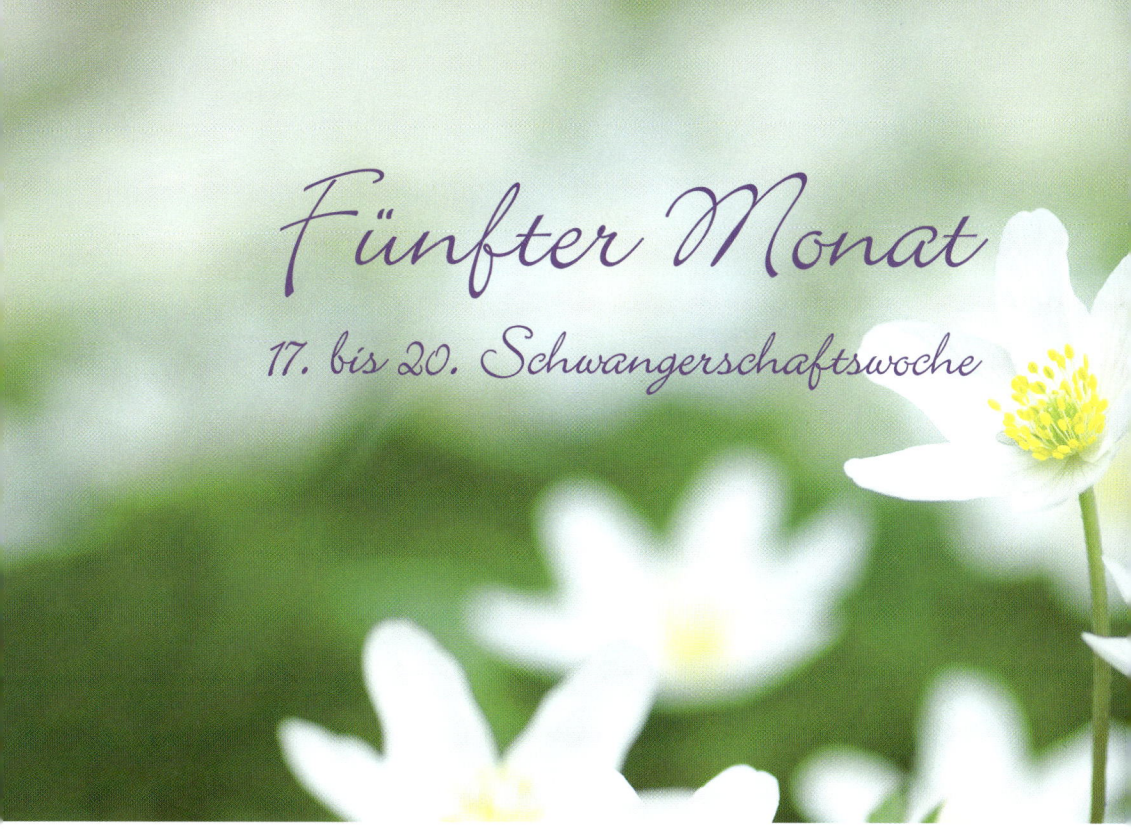

Fünfter Monat

17. bis 20. Schwangerschaftswoche

Dass meine Liebe
sei so stark
wie schwarzes Brot.

CHRISTA REINIG

Was in meinem Körper passiert

Bald ist die Hälfte der Schwangerschafts-zeit geschafft. Ihr Kind hat noch genügend Platz, um sich in der Gebärmutter frei zu bewegen. Vielleicht spüren Sie in diesen Wochen das erste Mal bewusst Ihr Baby, das am Ende des Monats ca. 15 cm lang ist.

Die ersten Tritte und Bewegungen des Fötus sind etwas ganz Besonderes und Wunderbares. Bis jetzt haben Sie gemerkt, dass der Bauch wächst. Und auch während einer Ultraschalluntersuchung konnten Sie die Bewegungen des Kindes sehen. Aber bisher haben Sie selbst noch keine Bewegungen wahrgenommen.

Es ist schwierig, die ersten Zeichen und Bewegungen des Fötus zu beschreiben. Aber Sie werden diesen Moment selbst erleben. Oft fühlt es sich zu Beginn an, als ob kleine Gasbläschen in Ihrem Körper sprudeln und sich langsam wieder verflüchtigen. Mit der Zeit werden die Zuckungen und Bewegungen aber immer deutlicher spürbar. Diese Tage bzw. Wochen der ersten Kontaktaufnahme sind sehr wichtig für die Bindung zwischen Mutter und Kind. Denn nicht nur Sie nehmen das Ungeborene wahr, sondern auch der Fötus selbst erlebt seine Umwelt nun bewusster. Sein Gehör ist nun so weit gereift, dass es die Geräusche der Umgebung aufnimmt.

Es ist ein kostbarer Moment, das Kind zum ersten Mal zu spüren. Legen Sie sich doch zur »Feier des Tages« eine Musik auf und spüren Sie diesem Augenblick nach …

Wie geht es mir?

Jetzt können Sie Ihr Kind immer deutlicher und häufiger spüren. Dadurch wird es auch leichter, die Kontaktaufnahme über die Bauchdecke zu gestalten. Kleine Gespräche und Streicheleinheiten sind Ihnen vielleicht schon zur Gewohnheit geworden. Auch Väter finden solche Gesten nun oft eher stimmig, weil sie mittlerweile den Bauch sehen können. In Mußestunden verspüren Sie eventuell immer häufiger Lust, einmal ein Kinderlied anzustimmen, das Ihrem Kind auch nach der Geburt zur Beruhigung verhelfen kann.

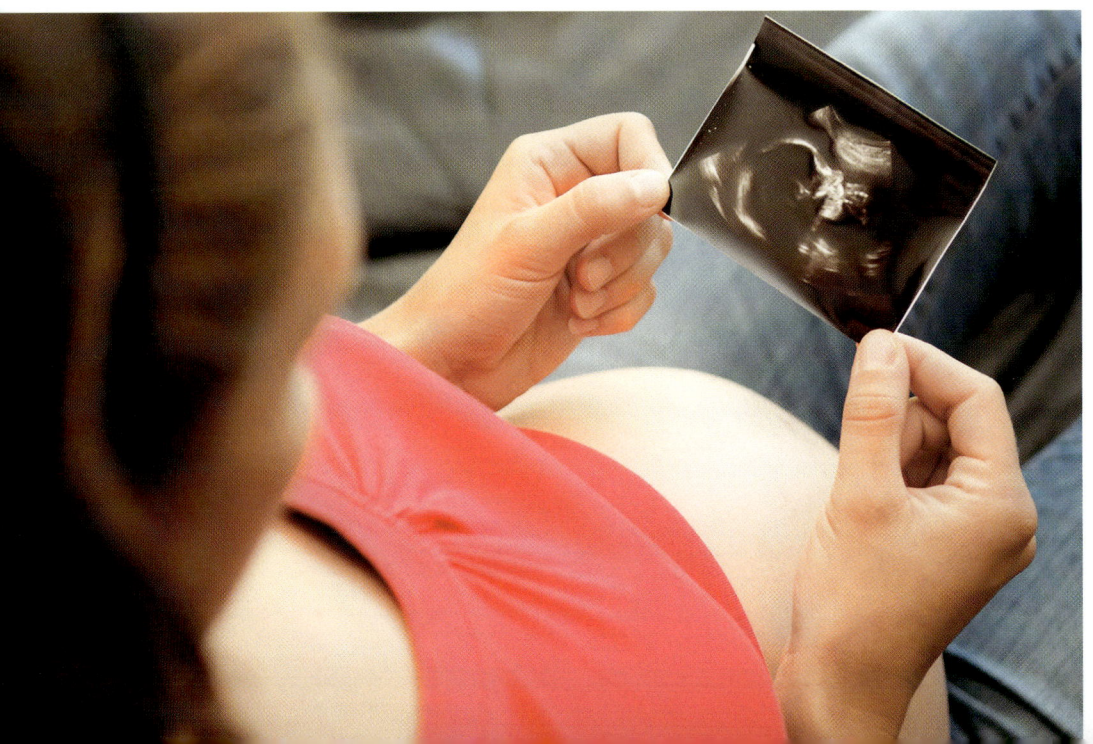

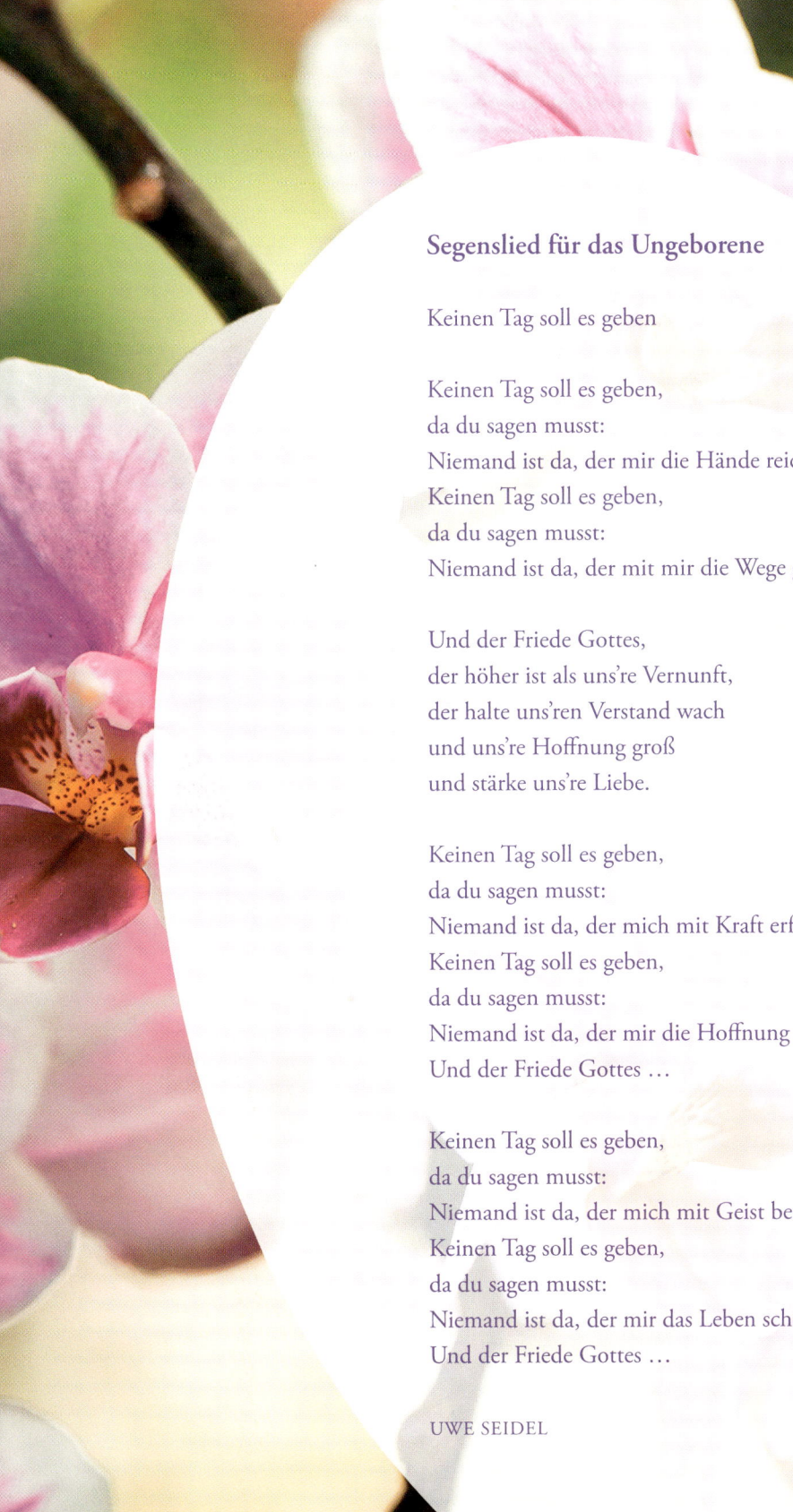

Segenslied für das Ungeborene

Keinen Tag soll es geben

Keinen Tag soll es geben,
da du sagen musst:
Niemand ist da, der mir die Hände reicht.
Keinen Tag soll es geben,
da du sagen musst:
Niemand ist da, der mit mir die Wege geht.

Und der Friede Gottes,
der höher ist als uns're Vernunft,
der halte uns'ren Verstand wach
und uns're Hoffnung groß
und stärke uns're Liebe.

Keinen Tag soll es geben,
da du sagen musst:
Niemand ist da, der mich mit Kraft erfüllt.
Keinen Tag soll es geben,
da du sagen musst:
Niemand ist da, der mir die Hoffnung stärkt.
Und der Friede Gottes …

Keinen Tag soll es geben,
da du sagen musst:
Niemand ist da, der mich mit Geist beseelt.
Keinen Tag soll es geben,
da du sagen musst:
Niemand ist da, der mir das Leben schenkt.
Und der Friede Gottes …

UWE SEIDEL

Respekt vor dem Leben

Der Bauch meiner Frau ist mittlerweile schön groß und rund geworden. Wenn ich meine Hand darauflege, dann spüre ich manchmal, dass sich der kleine Mensch darin schon bewegt. Ob es ein Mädchen oder ein Junge wird – da wollen wir uns überraschen lassen und sind schon sehr gespannt. Unfassbar, denke ich oft: Da bin ich unserem Kind ganz nah und weiß doch so wenig von ihm. Wie es aussieht, wie es sich anfühlt, wie seine Stimme klingt? Dieses neue Leben ist noch ganz verborgen, ganz geborgen im Schoß seiner Mutter. Ich spüre nur manchmal seine Bewegungen und sehe am Bauch meiner Frau, dass es wächst. Wir haben großes Glück. Bisher ist alles gut gelaufen und wie alle Eltern hoffen wir, dass unser Kind gesund zur Welt kommt. Immer klarer wird mir dabei, wie wenig ich in der Hand habe. Ich kann mich sorgen, kann vielleicht schlaue Bücher über gute Erziehung und gesunde Ernährung lesen, aber im Moment kann ich für diesen kleinen Menschen nichts tun – außer vielleicht den Bauch zu streicheln und schon mal durch die Bauchdecke zu sprechen. Meiner Frau geht es ähnlich. Natürlich spürt sie alles noch viel intensiver, spürt die Bewegungen des Kindes, spürt, wann ihr Körper Ruhe braucht. Aber das neue Leben – dass es wächst, dass es reift – es ist ein Geschenk. Dass ich da staune und achtsam werde, dass ich großen Respekt vor dem Wunder des Lebens empfinde, kommt mir dabei ganz natürlich vor. Denn schließlich sind wir alle einmal so geheimnisvoll entstanden und herangewachsen wie das Kind im Bauch meiner Frau.

Ralf Nico Körber

Geborgen

Verborgen
in meinem Bauch
Wächst du
Gedeihst du
Wölbt sich mein Bauch

Ich erstaune
Ich bin entzückt
Über jede Regung, die ich spüre.
Über jede Bewegung, die auch andere
    sehen können.

Ich freue mich so auf dich
wenn du deine Höhle verlässt.
Und ich dich endlich sehe
Von Angesicht zu Angesicht.

CLAUDIA PFRANG

Gedankenreise zum Kind

Wenn Sie das Bedürfnis verspüren, Ihrem Kind Zuwendung zu schenken, und Sie es spüren lassen wollen, dass Sie es bereits in Ihr Herz geschlossen haben, versuchen Sie doch einmal, eine innere Reise zu Ihrem Kind vorzunehmen.

Legen Sie sich bequem hin und entspannen Sie nacheinander alle Körperteile. Nehmen Sie Ihren Atem wahr, wie er langsam kommt und geht. Senden Sie dann zärtliche Worte auf die Reise ... Ein schönes Bild ist hierfür Ihr runder Leib, der für Ihr Kind wie ein schützender Mantel wirkt. Sagen Sie Ihrem Kind, dass Sie es darin geborgen halten wollen, dass Sie es umhüllen und beschützen wollen, solange es Ihre Fürsorge braucht. Erzählen Sie ihm von Ihren Gedanken und vielleicht auch Sorgen, vor allem aber sagen Sie ihm: »Schön, dass du da bist, mein geliebtes Kind! Ich freue mich über dich, ich bin gespannt darauf, dich immer besser kennenzulernen!«

Herr, nimm unser Kind an,
das noch in meinem Leib wohnt,
und gib ihm Kraft,
den ersten Atemzug zu tun.

Herr, schenke uns Vertrauen
zu unserem Kind,
damit wir es annehmen,
so wie es ist,
denn so hast auch du
einst uns angenommen.

Herr, gib unserem Kind
Mut und Kraft,
das Leben zu meistern;
wir werden ihm helfen,
den Weg zu dir zu finden.

INGEBORG BACHMANN

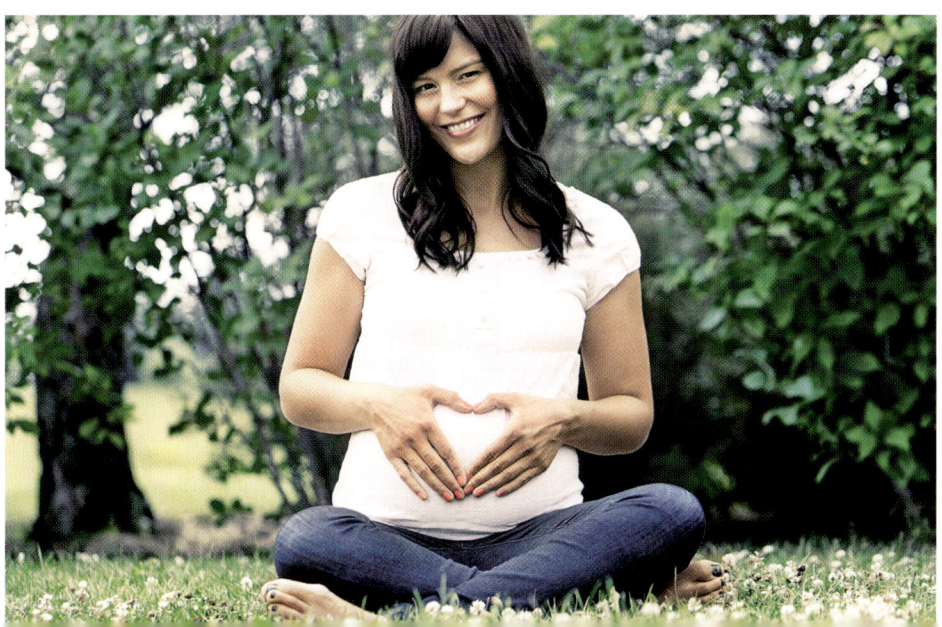

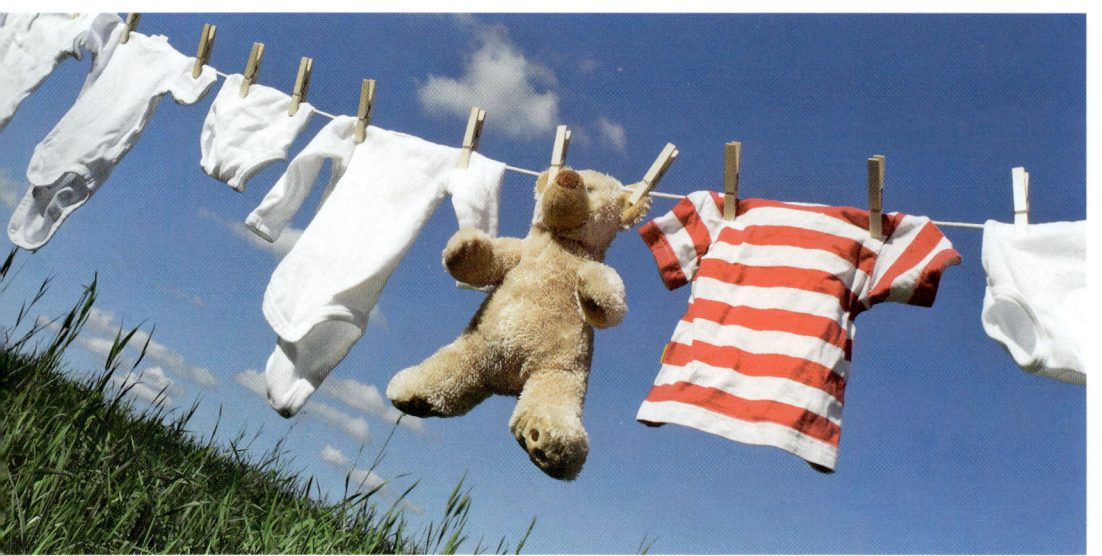

Ein Band binden

Der Julius hat aber … Ich aber nicht … Solche Sätze hören Mütter beinahe täglich. Gerade Eltern, die schon ein Kind haben, stellen sich die Fragen: Wie wird die Beziehung zu diesem neuen Familienmitglied sein? Werde ich, werden wir ihm genauso viel Aufmerksamkeit, Liebe schenken können? Wie werden es die älteren Kinder aufnehmen? Hoffentlich gibt es nicht zu viel Neid und Streitigkeiten.

Sicher ist: Die Beziehung zu jedem Kind wird anders sein, weil jedes Kind ganz anders, eine eigene Persönlichkeit ist. Gleiche Behandlung bedeutet nicht gleichermaßen gerecht, denn jedes Kind stellt uns als Eltern vor ganz unterschiedliche Herausforderungen.

Damit Kinder sich gut entwickeln können, braucht es – wie Bindungsforscher neu unterstrichen haben – die Feinfühligkeit von Eltern, das heißt: Die Eltern müssen fähig und bereit sein, das Verhalten und die Signale des Babys wahrzunehmen, richtig zu deuten, prompt und angemessen zu reagieren. So entsteht eine sichere Bindung, die für Kinder von lebenslanger Bedeutung ist. Forschungen zeigen, dass die elterliche Feinfühligkeit und die Entdeckerfreude der Kinder sowie die frühkindliche Gehirnentwicklung eng zusammenhängen. Neben den Temperamentseigenschaften des Kindes wirkt sich also die Feinfühligkeit der Eltern auf die Qualität der Bindung zwischen Kind und Elternteil aus. Sich jeden Tag neu als Mutter und Vater in diese Feinfühligkeit einzuüben, ist die beste Voraussetzung, um seinem Kind »gerecht« zu werden.

Schwanger und allein …

Schon das Schwanger-Sein an sich ist manchmal anstrengend genug, noch viel komplizierter wird es, wenn auch noch andere Umwälzungen in dieser Zeit hinzukommen.

Vielleicht sind Sie selbst von dieser Situation betroffen, dass Sie Ihre Schwangerschaft alleine bewältigen müssen.

Häufig ohne Begleitung sein, alleine den Geburtsvorbereitungskurs absolvieren, alleine den Infoabend im Krankenhaus besuchen – das ist die Situation von vielen Frauen, die schwanger und alleine sind. Die immer wieder gestellte Frage: »Kommt Ihr Partner auch mit?«, ist für manche Frauen wie »ein Schlag ins Gesicht«. Auch wenn sich in unserer Gesellschaft manches traditionelle Gedankengut verabschiedet hat: Zur Schwangerschaft gehören aus der Sicht der meisten Zeitgenossen immer noch zwei.

Frauen, die in dieser Zeit alleine sind, haben vieles und ganz Unterschiedliches je nach Situation zu bewältigen. Nicht nur, dass eine Schulter zum Anlehnen häufig fehlt, auch alle Entscheidungen müssen sie letztlich alleine treffen. Noch existenzieller wird die Situation, wenn Konflikte mit dem Ex-Partner und finanzielle Sorgen hinzukommen.

In Fragen von Trennung und auch bei finanziellen Problemen helfen Ihnen Schwangerschafts- und Familienberatungsstellen weiter.

Auch wenn es schwerfällt und gerade weil Sie mit Ihrer Kraft »haushalten« müssen: Suchen Sie das Gespräch mit anderen Frauen. Mütter, die diese Situationen bewältigt haben, berichten, wie wichtig es für sie war, sich auszutauschen und in dieser Zeit ein Netzwerk aus Frauen und evtl. Angehörigen zu haben, das ihnen Halt gab und konkret einsprang, wo es nötig war. Durch das Aussprechen der Sorgen und Nöte wird schließlich auch die eigene Erfahrung gestärkt, erhält man Sicherheit und Zutrauen zu sich selbst. Manche Wut und Trauer kann abgeladen werden. Dieser Verarbeitungsprozess ist wichtig, damit z. B. die Wut gegen den Vater nicht zur Wut gegen das Kind wird.

Eva

Am schwierigsten war es, den Traum einer »ganzen Familie« aufzugeben. Ich konnte mich einfach nicht damit anfreunden, »alleine« ein Kind zu bekommen. Ich fühlte mich so, als hätte ich einen Makel, traute mich manchmal nicht auf die Straße. Ich dachte, die Leute reden sicher schlecht über mich.

Sicher werden Ihnen auch Gedanken kommen, wie Sie es schaffen sollen, die Geburt alleine durchzustehen. Wenn Freundinnen oder nächste Angehörige nicht da sein können, besprechen Sie dies offen mit Ihrer Hebamme. Vielleicht gibt es in Ihrer Gegend auch eine Doula, welche die werdende Mutter in alter Tradition ergänzend zur Hebamme wie eine Freundin begleitet (vgl. 10. Monat).

Alleine und schwanger, das verlangt viel ab. Versuchen Sie in dieser komplizierten Zeit, gut für sich selbst zu sorgen und auf sich selbst zu schauen. Vielleicht kann Ihnen eine spezielle Frauengruppe (wie z. B. eine Yoga-Gruppe) oder Kontakte über das Netzwerk Alleinerziehender (vgl. Anhang) neuen Mut geben. Es ist hilfreich, sich stärker den positiven Seiten des Lebens zuwenden zu können, und gibt Kraft und Vertrauen zu sich selbst. Das tut auch Ihrem Kind gut.

Manches kannst du nicht ändern,
aber was du ändern kannst,
ist deine Sichtweise auf die Dinge.

Eva

Ich habe in den ersten Monaten noch viel geweint, war unglaublich erschöpft und war oft mutlos, aber ich wusste, meine beiden Kinder liebe ich über alles. Und irgendwann kam der Moment, an dem ich dachte: »Jetzt reicht's, so willst du nicht mehr leben. Ich will glücklich sein. Das Leben, das du jetzt hast, hast du dir vielleicht nicht ausgesucht, aber du kannst es nicht ändern.« Ich wollte einfach wieder lachen, also beschloss ich, es einfach zu tun.

Das klingt einfach, war aber ein langer, langer Weg. Ich musste unglaublich tief fallen, viel, viel weinen, um diese Erkenntnis zu haben.

Ich kann keine Frau vor diesen schmerzhaften Erlebnissen bewahren, aber ich würde gerne mithelfen, ihnen Mut zu machen.

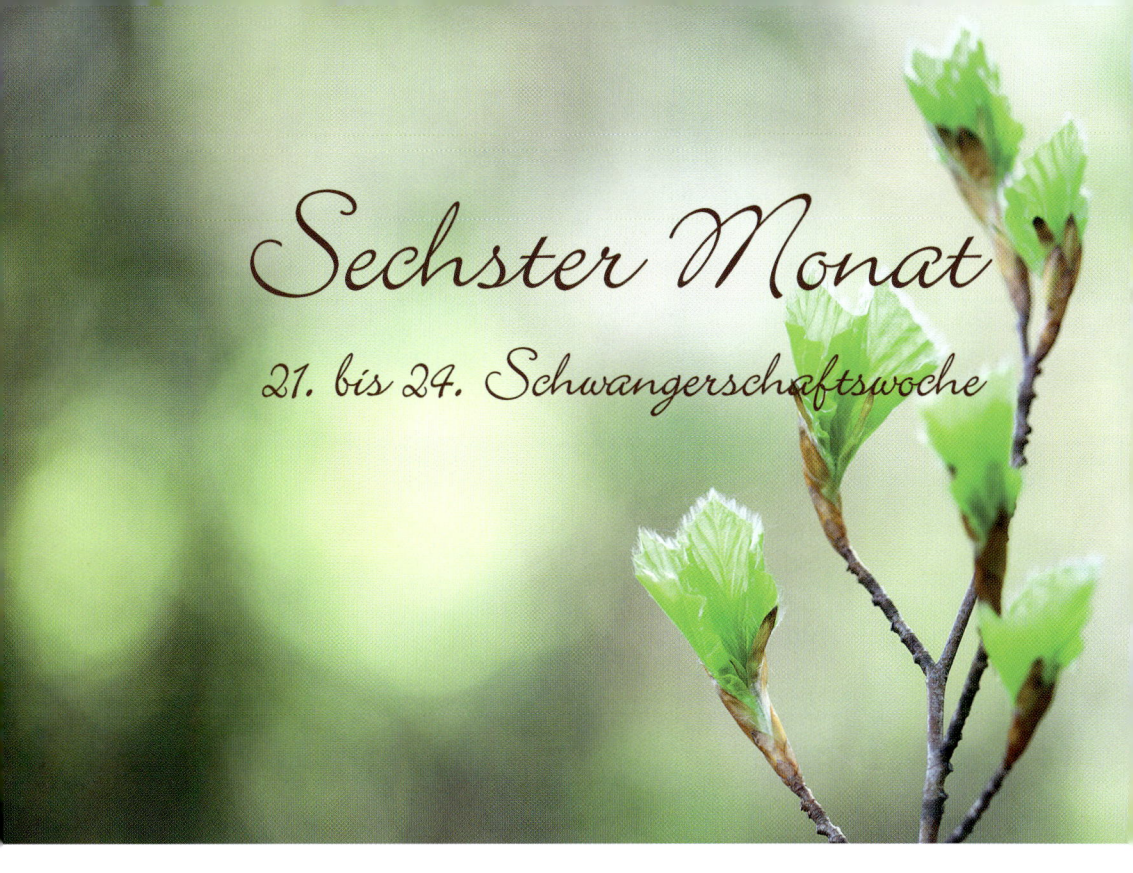

Sechster Monat

21. bis 24. Schwangerschaftswoche

Was in meinem Körper passiert

Flöge doch unser aller

Zukunftsdenken

so frei aus und so zart.

JOACHIM RINGELNATZ

Ihr Baby ähnelt nun zunehmend einem Neugeborenen, wiegt aber erst etwa ein halbes Kilo und misst ca. 25–30 cm.

Das Ungeborene hat nach wie vor reichlich Platz in der Gebärmutter, da diese stetig mitwächst. Am Ende des sechsten Monats reicht der obere Rand der Gebärmutter bis zum Nabel. Der Fötus ist nun in der Lage, sein »kleines Reich« nach und nach zu begreifen und zu erspüren. Er kann am Daumen lutschen, mit der Nabelschnur spielen und hell und dunkel erkennen, obwohl seine Augenlider noch geschlossen sind. All diese Erfahrungen bilden Reize und Impulse, die für die Weiterentwicklung des Gehirns sehr wichtig sind. Eine weitere, ebenfalls sehr wichtige Aufgabe ist es, Gewicht zuzulegen. Es muss eine wärmende Fettschicht gebildet werden, die später den Körper des Neugeborenen warm hält.

Ihr Kind wird jetzt immer aktiver, besonders abends, wenn Sie gerne Ruhe finden würden.

Bei Lärm oder Stress strampelt es jetzt manchmal besonders stark. Das Streicheln des Bauches beruhigt es aber auch schnell wieder.

Simone

Für mich drängte sich in dieser Zeit v. a. die Frage auf, wie sich Beruf und Familie vereinbaren lassen. Wie wir es schaffen, unsere beruflichen Ambitionen nicht aufzugeben bzw. nicht stehen zu bleiben, ohne dass unsere Kinder darunter in irgendeiner Form leiden müssten.

Für mich war klar, dass ich auch mit Kindern weiterarbeiten wollte, in welcher Form auch immer … Mir war aber auch klar, dass beides, Kinder und Karriere beider Elternteile, nur um einen sehr hohen Preis (körperlich, finanziell und partnerschaftlich) möglich sein kann, den wir nicht immer bereit waren zu zahlen. So haben wir uns entschieden, erst einmal die Familie in den Vordergrund zu stellen und abwechselnd Zeit und (Rest-)Energie in den Beruf zu investieren.

Wie geht es mir?

Nicht nur Ihr Kind legt sich seine ersten »Pölsterchen« zu, auch Ihr Bauch rundet sich zusehends. Bewegung an frischer Luft und eine ausgewogene Ernährung in mehreren kleinen Mahlzeiten über den Tag verteilt, ist für Sie und das Wachstum des Babys wichtig. Das hilft auch, falls Sie unter Verdauungsbeschwerden leiden. Rückenschmerzen können jetzt häufig auftreten, da das Schwangerschaftshormon Progesteron das Becken lockert und sich durch den wachsenden Bauch der körperliche Mittelpunkt verschiebt. Es ist die Zeit, in der Sie sich neu »ausrichten« müssen. Die Beine hochzulegen, tut Ihnen dabei nicht nur körperlich gut, sondern hilft, Gedanken an die Zukunft Raum zu geben und sich in Ruhe manchen drängenden Fragen zu stellen. Viele Frauen fühlen sich auch mit immer runderem Bauchumfang fit und aktiv und verspüren jetzt Lust, Dinge zu erledigen, die später schwierig umzusetzen sind wie z. B. eine Urlaubsreise. Vielleicht fragen Sie sich verstärkt, wie Sie und Ihr Partner Beruf und Familie unter einen Hut bringen wollen. Bei manchen Paaren ist das ein »heikles« Diskussionsthema, das Zeit und Ruhe braucht.

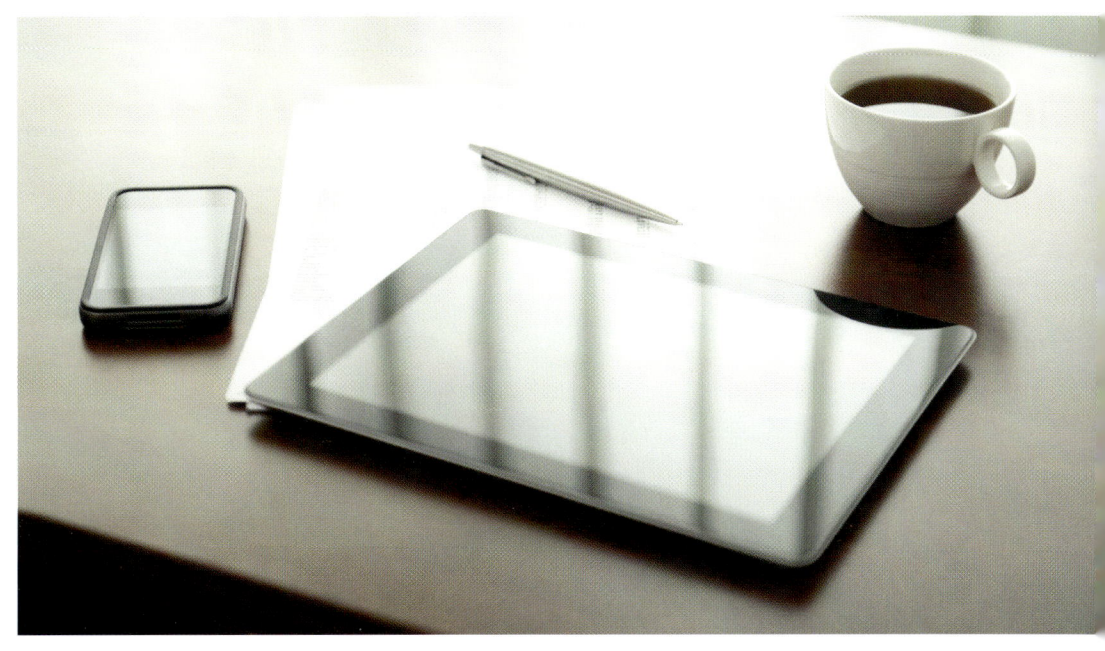

Die Frage nach der Vereinbarkeit von Familie und Beruf

Inzwischen ist Ihr Bauch schon so weit sichtbar, dass bestimmt auch Ihre ArbeitskollegInnen öfter mit Ihnen Ihre Schwangerschaft thematisieren. Und gewiss werden Sie gefragt: »Wie geht's denn danach eigentlich weiter? Wie lange steigst du aus?« Für Frauen, die ihren Beruf gerne ausüben, eine sehr schwierige Frage. Besprechen Sie rechtzeitig und gründlich mit Ihrem Partner, wer in welcher Phase die Betreuung des Kindes übernehmen möchte. Optimal ist es, wenn Sie eine Entscheidung treffen können, die Sie nicht von vornherein auf einen sehr langen Zeitraum festlegt. Wenn Sie sich z. B. mit Ihrem Arbeitgeber so einigen können, dass Sie oder Ihr Partner zunächst erst einmal ein Jahr Elternzeit nehmen und dann bei Bedarf diese Zeit verlängern können, fühlen Sie sich vielleicht nicht ganz so »eingeschnürt« von der bevorstehenden Babypause. Hilfen für die anstehenden Entscheidungen können die Gleichstellungsbeauftragten an Ihrem Wohnort geben.

Noch eines gilt es zu bedenken: Trotz sorgfältiger Planung kann alles ganz anders kommen und mit dem neuen Leben eine ganz andere Entscheidung als jetzt gedacht anstehen. Das Leben mit Kindern lässt sich nicht komplett vorausplanen.

Die Broschüre »Frauen zwischen Tür und Angel. Ratgeber für die berufliche Lebensplanung von der Schwangerschaft bis zum Wiedereinstieg in den Beruf« (Bezugsquelle s. Anhang) ist lesenswert. Besonders anregend darin ist das Kapitel: »Organisation der Familienarbeit«. Denn in der Tat beginnt ja bei vielen Frauen nach der Geburt des ersten Kindes die Zeit der Doppelt- oder Dreifachbelastung: Betreuung des Kindes, Versorgung des Haushaltes und evtl. noch eine Berufstätigkeit. Da ist es sinnvoll, mit dem Partner die anstehenden Aufgaben zur Haushaltsführung aufzuteilen.

Julia

Meine Arbeit aufzugeben, fiel mir im Endeffekt viel schwerer, als ich jemals gedacht habe. Jahrelang habe ich auf diesen Moment gewartet und als es dann so weit war, fiel mir erst auf, wie gerne ich eigentlich meinen Job, über den ich oft so geschimpft habe, doch gemacht habe, wie schön es war, nach so vielen Jahren zum Team zu gehören … Jetzt fängt man eigentlich ganz von vorne an, man weiß eigentlich erst mal nichts, alles ist neu und man hat die Verantwortung und Riesenaufgabe, einen so kleinen, hilflosen Menschen zu beschützen.

Sich den Veränderungen stellen

Jedes Kind – zumal das erste – bringt Veränderung ins Leben von Frau und Mann. Manchmal wird buchstäblich das ganze Leben auf den Kopf gestellt.

Immer haben Veränderungen mit Loslassen zu tun, mit dem Loslassen von Gewohntem, Liebgewordenem.

Es ist eine große Herausforderung im Leben mit Kindern, sich diesen Veränderungen täglich zu stellen. Sie werden sehen oder Sie erleben es täglich im Zusammenleben mit Kindern: Veränderung geschieht täglich, täglich warten neue Herausforderungen.

Eine Loslassübung

Stellen Sie sich aufrecht hin und lockern Sie die Arme und Finger. Nun bilden Sie mit beiden Händen eine Faust und halten diese, solange Sie können. Dann lösen Sie langsam (!) die Faust wieder auf.

Spüren Sie nun nach:

Wie ging es mir bei der Anspannung und beim Loslassen?

Was hält mich in Spannung, was kann ich loslassen? Worauf freue ich mich?

Aus dem Leben gegriffen –
Die Kollegen

Mein letzter Arbeitstag war ein einziges Vergnügen, bis zu dem Zeitpunkt, als der Umtrunk begann. Bis dahin ging es mir wirklich gut.

In aller Ruhe bin ich im Büro herumgekrabbelt, auf allen vieren, während der Bauch sanft über die Auslegware schrappte, und habe die untersten Regalbretter entrümpelt, auf denen sich die Überbleibsel jahrelanger Plackerei angesammelt hatten. Mit seligen Seufzern habe ich staubige Alt-Post in sieben Papierkörbe geworfen, zwischendurch richtete ich mich ächzend auf und gab meiner Nachfolgerin weise Ratschläge. Eine leichte Schadenfreude konnte ich mir nicht verkneifen: Die Arme wird gute Nerven brauchen, dachte ich hinterhältig. Für mich dagegen beginnt der Mutterschutz! Im wunderschönen Monat Mai! Danach ein Jahr Erziehungsurlaub! Juhu!

Dann trudelten die Kollegen ein, um ein Glas Sekt auf meinen Abschied zu trinken. Ich habe entzückende Kollegen, und sie alle freuen sich, dass ich ein Kind bekomme. Zwar passen dicke Bäuche nicht so recht in die Branche; eigentlich wollen wir alle schnell und wendig sein, und so ein Bauch ist da ein Hindernis: Mächtig ragt er ins Arbeitsleben hinein, wirkt kurios, ja skurril. Aber egal! Da Bäuche bei uns nicht oft vorkommen, hat meiner einen gewissen Sensationswert.

Die Kollegen also trudelten ein,

beglückwünschten mich und fingen an zu erzählen. Kollege D. hat zwei kleine Kinder und seit drei Jahren keine Nacht mehr durchgeschlafen. Sekretärin F. geht wegen ihrer Kinder abends nicht mehr aus, die Familie von A. siecht dahin, weil alle sich abwechselnd mit Scharlach, Grippe und Depressionen anstecken. Bei S. hat das Baby den Mann vergrault, R.s Kind hat in den ersten drei Monaten gebrüllt wie ein Presslufthammer, weil Blähungen sein Bäuchlein durchwühlten. EDV-Spezialist T. kennt Kinder nur vom Hörensagen, aber gut genug, um keine zu wollen. (…)

Alle haben mit mir angestoßen und lachend verkündet, mein ganzes Leben werde sich ändern, ich würde ein ganz anderer Mensch werden, das letzte große Abenteuer auf dieser Welt stehe mir bevor: »So ein Baby krempelt alles um!« Ich hatte nur Mineralwasser im Sektglas und hätte am liebsten Whiskey gehabt. Die sieben Papierkörbe standen traurig um mich herum, und heimlich ließ ich eine Träne aufs Schinkenbrötchen fallen.

Zwei Kollegen können sich das übrigens gar nicht vorstellen: mich als Mutter. Ach je! Das geht mir genauso.

Dorothee Nolte

Wird mein Kind gesund sein? Fragen zur Pränataldiagnostik

Vielleicht haben Sie schon mit Freude die ersten Ultraschallbilder Ihres ungeborenen Kindes den engsten Familienmitgliedern gezeigt und sehnen den nächsten Termin herbei, an dem Sie das gesunde Wachstum Ihres Kindes weiter bestätigt bekommen.

Wird mein Kind gesund sein? Diese Frage beschäftigt beinahe alle Eltern irgendwann in dieser Zeit. Sie ist umso bedrängender, als wir in einer Gesellschaft leben, die vielfältige Technologien der pränatalen Diagnostik bereithält. Somit ist es möglich, schon frühzeitig bei bestimmten Krankheiten und Fehlbildungen Informationen und Hintergrundwissen zu sammeln, um eventuell therapeutisch reagieren zu können.

Gleichzeitig wächst mit der Planbarkeit und dem Wissen um die eigene Verantwortung auch der Druck auf viele Paare, eine »perfekte« Familie zu gründen mit gesunden Kindern, die den hohen Ansprüchen unserer Gesellschaft gewachsen sind.

Die reguläre Schwangerenvorsorge umfasst in Deutschland drei Ultraschalluntersuchungen während der Schwangerschaft (in der Schweiz z. B. gar keine – nur im Ausnahmefall). Diese Untersuchungen finden in der 9. bis 12., in der 19. bis 22. und in der 29. bis 33. Schwangerschaftswoche statt. Übrigens werden in keinem anderen Land Europas so häufig Ultraschalluntersuchungen durchgeführt wie in Deutschland. Das führt jedoch nicht dazu, dass deutsche Kinder gesünder zur Welt kommen. Alle westeuropäischen Länder schneiden hier gleich gut ab.

Wichtig für Sie zu wissen ist, dass Sie zu keiner der unten beschriebenen Untersuchungsmethoden gedrängt werden sollten und dass Sie jederzeit die Freiheit haben zu sagen: Nein, diese Untersuchung möchte ich nicht vornehmen lassen! Manche Mehrfachgebärenden entscheiden sogar: Auch die regulären Ultraschalluntersuchungen lasse ich diesmal nicht machen, denn ich möchte mein Kind unvoreingenommen annehmen, ganz gleich, ob es eine Fehlbildung hat oder nicht.

Die Pränataldiagnostik bietet über den regulären Ultraschall hinaus noch zusätzliche Untersuchungen vor der Geburt an, durch die man eventuell bestimmte Erkrankungen oder Fehlbildungen des Kindes feststellen kann.

Zu den Untersuchungen der Pränataldiagnostik gehören:
- Ultraschall, z. B. 3D-Untersuchung, bei der das Baby sehr plastisch sichtbar wird
- Humangenetische Beratung
- Chorionzottenbiopsie (Gewebeprobe aus dem Mutterkuchen / der Plazenta)
- Amniozentese (Fruchtwasseruntersuchung)
- Spezielle Blutuntersuchungen
- Nackentransparenztest (auch als Nackenfaltenmessung bekannt)
- Nabelschnurblutentnahme

Im Folgenden werden einige Untersuchungen kurz beschrieben:

Ersttrimestertest
(inkl. Nackentransparenztest)

Der Test wird in der 11. bis 14. Schwangerschaftswoche durchgeführt und beinhaltet eine spezielle Blutuntersuchung sowie die Vermessung der Nackenfalte mittels Ultraschall.

Die Ergebnisse der Untersuchung werden mit dem Schwangerschaftszeitpunkt und dem Alter der Schwangeren zu einem Gesamtrisiko verrechnet. Somit kann das Risiko für eine Chromosomenstörung (Down-Syndrom) beim noch Ungeborenen abgeschätzt werden. Der Ersttrimestertest ist meist Grundlage für weitere Untersuchungen.

Triple-Test

Mit diesem Bluttest wird wiederum errechnet, wie groß das Risiko für ein Down-Syndrom oder eines Neuralrohrdefekts (anatomische Fehlbildungen) ist. Dazu wird in der 16. Schwangerschaftswoche venöses Blut entnommen und auf bestimmte Hormonkonzentrationen untersucht. Das Ergebnis liegt nach ca. einer Woche vor.

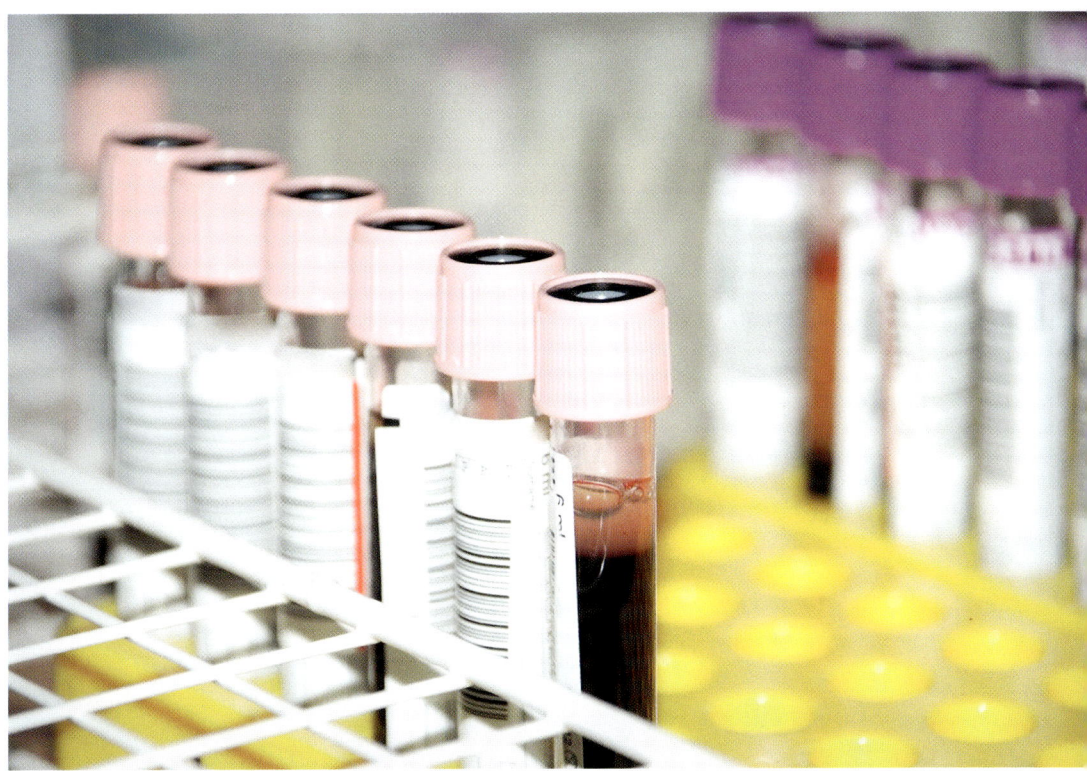

Erfahrungsbericht einer Mutter nach ihrer Pränataldiagnostik

Die Schwangerschaft unseres zweiten Kindes verlief für mich und für meinen Mann von Anfang an sehr belastend.

Meine Frauenärztin stellte bei einer Ultraschalluntersuchung in der 7. SSW fest, dass das Kind nicht zeitgerecht entwickelt sei, und zog die Schlussfolgerung, dass unser ungeborenes Kind an einem Gendefekt leide. Sie riet uns zur sofortigen Abtreibung. Dies lehnten wir zu diesem Zeitpunkt ab, da es uns zu schnell ging. Von da an setzten wir uns mit der Option Abtreibung bzw. dem Leben mit einem möglicherweise behinderten Kind auseinander. Dies war für uns ein schmerzhafter Prozess, der durch viel Weinen, Hadern mit Gott und Gesprächen mit uns wichtigen Menschen begleitet war. Nicht alle schafften es jedoch, unsere Situation einfach mit uns zu betrachten und uns in unserer Zerrissenheit, in unserem Schmerz zu unterstützen und zu begleiten. Diejenigen, denen dies gelang, waren uns eine große Stütze und Hilfe. Wir hatten allerdings auch Reaktionen wie: »Wie könnt ihr überhaupt über eine Abtreibung nachdenken?« bis »Entschließt euch schnell zur Abtreibung, je länger ihr wartet, desto schwieriger wird es!«. Keine dieser Reaktionen war wirklich hilfreich! Für uns waren die Wochen des Zweifelns und der Entscheidungsfindung wichtige Wochen, um unser Kind uneingeschränkt annehmen zu können.

Erst als unser Ja zu unserem Kind feststand, entschlossen wir uns zu einem Feinultraschall bei einem Pränataldiagnostiker. Dieser stellte keine Auffälligkeiten fest und befand unser ungeborenes Kind zeitgerecht entwickelt. Dieser Arzt war tatsächlich der Einzige in unserer Schwangerschaft, der uns durch seine Untersuchungsergebnisse beruhigen konnte!

Der Wechsel zu einer anderen Frauenärztin war für uns ein wichtiger und notwendiger Schritt, da die erste Ärztin, trotz Entwarnung des Pränataldiagnostikers, auf ihrer Diagnose »Gendefekt« beharrte und nicht nachvollziehen konnte, warum wir keine weiteren vorgeburtlichen Diagnostiken wahrnehmen wollten. Wie wir mit einem negativen Ergebnis einer solchen Untersuchung umgehen würden, stand für sie von vornherein fest. Für sie gab es keine Alternative zur Abtreibung.

Die neue Frauenärztin ging sehr sensibel mit uns als Ehepaar um. Sie nahm sich viel Zeit, uns die Ultraschallbilder zu erklären und uns zu beruhigen, obwohl sie uns die Sorgen um unser Kind nicht nehmen konnte. Die Schwangerschaft verlief weiterhin sehr turbulent. Es bestanden Auffälligkeiten wie eine große Fruchthöhle, ein sehr kleiner, zierlicher Embryo, wenig Fruchtwasser und CTG-Auffälligkeiten.

Aufgrund dessen war ich häufiger Gast im Krankenhaus, wo zusätzliche Untersuchungen wie Doppler-Ultraschall und Kontroll-CTGs vorgenommen wurden.

In der 33. SSW wurde bei einem Dopplerultraschall festgestellt, dass das Kind seit der letzten Untersuchung nicht mehr gewachsen sei. Zwei Tage später stellte sich dieser Befund jedoch als »Messfehler« heraus.

Erst danach begann ich wirklich den technischen Mitteln, die Ärzten zur Verfügung stehen, ein gesundes Maß an Misstrauen entgegenzusetzen. Ich erkannte, in welchem Maße mich die Ängste um mein Kind angreifbar und verletzlich machten. Letztlich entwickelte ich so etwas wie eine »Rutscht mir den Buckel runter«-Mentalität. Dies schmälerte zwar nicht die Sorge um mein Kind, ließ mich aber in Untersuchungen gelassener hineingehen.

Auch ein Satz meiner Schwester tat mir in diesen letzten Schwangerschaftswochen sehr gut: »Egal wie das Kind sein wird, es ist in unserer Familie willkommen!« Ähnlich drückte sich auch meine Schwiegermutter aus: »Ihr habt euch für euer Kind entschieden und wir werden euch unterstützen!« So hatten wir die beruhigende Gewissheit, dass nicht nur wir Eltern unser Kind, so wie es sein würde, annehmen würden, sondern auch unsere Familie.

Unser Kind kam in der 39. SSW kerngesund zur Welt. Anfänglich konnte ich es gar nicht glauben. Hatte ich doch noch einen Tag vor der Entbindung zu meinem Mann gesagt: »Ich gehe davon aus, dass unser Kind eine Behinderung hat!« Mittlerweile ist unsere Tochter 6

Jahre alt. Sie ist ein fröhliches, liebenswertes Kind. Ohne sie wäre unser Leben ärmer. Wir haben nun drei Kinder und sind jeden Tag dankbar dafür.

Rückblickend war für uns hilfreich, dass wir bereits ein gesundes Kind hatten und dieses sich – trotz unserer Sorgen – seine Unbekümmertheit und seine Fröhlichkeit bewahrte.

Eine große Unterstützung war meine zweite Frauenärztin, die sich viel Zeit für uns nahm und uns zeitweise in unserer seelischen Not auffangen konnte.

Das Wichtigste im Nachhinein jedoch war, dass wir uns mit der Entscheidung zu pränataldiagnostischen Maßnahmen bzw. für oder gegen eine Abtreibung Zeit gelassen haben. So hatten wir das Gefühl, wieder Entscheidungshoheit über unser Leben zu bekommen. Wir mussten leider feststellen, wie schnell man in eine Situation gerät, in der man nicht mehr Lenker seines eigenen Geschicks ist! Man wird schnell zum Getriebenen, obwohl man Zeit bräuchte, um innezuhalten und um zu begreifen, was gerade geschieht!

Unser uneingeschränktes Ja zu unserem Kind wurde erst durch die schmerzhafte Auseinandersetzung mit der Frage, ob wir es wirklich – egal wie es ist – annehmen und lieben können, möglich. Erst wenn man diese Frage beantworten kann, weiß man mit dem Ergebnis einer vorgeburtlichen Diagnose umzugehen. Dafür braucht es Zeit.

Susanna, Mutter von drei Kindern

Chorionzottenbiopsie

Die Chorionzottenbiopsie wird in der Regel zwischen der 11. und der 13. Schwangerschaftswoche durchgeführt und bietet eine Möglichkeit, sehr früh Aufschluss über eventuelle Krankheiten zu erhalten. Bei dieser Untersuchung wird mithilfe einer Hohlnadel durch die Bauchdecke hindurch eine Gewebeprobe aus dem sich bildenden Mutterkuchen entnommen. Die Chromosomen werden danach direkt im Labor untersucht und geben Aufschluss über vererbbare Krankheiten bzw. Fehlbildungen. Die Ergebnisse liegen nach einem bis acht Tagen vor (bei Anlage einer sogenannten Langzeitkultur eventuell erst nach zwei bis vier Wochen). Diese Untersuchung wird nur an speziellen Zentren durchgeführt, da für diesen Eingriff ein hohes Maß an Erfahrung erforderlich ist. Das Fehlgeburtsrisiko liegt bei ca. 0,5 bis 2 %.

Amniozentese (Fruchtwasseruntersuchung)

Dieser Eingriff wird ab der 16. Schwangerschaftswoche vorgenommen. In dieser Untersuchung wird mithilfe einer Hohlnadel Fruchtwasser entnommen und gezielt auf bestimmte Erbkrankheiten oder Chromosomenabweichungen untersucht. Die Wartezeit auf die Untersuchungsergebnisse ist relativ lang; sie beträgt zwei bis vier Wochen. Das Fehlgeburtsrisiko liegt bei ca. 0,3 bis 1 %.

Praena-Test

Dies ist ein neuer vorgeburtlicher Bluttest auf Trisomie 21. Mithilfe einer mütterlichen Blutprobe soll eine Trisomie 21 bestätigt oder ausgeschlossen werden. Dieses sehr neue Verfahren wurde und wird sehr kontrovers diskutiert, da es einen selektiven Charakter hat. Es wird daher nur nach sehr eingehender Beratung und in speziel-

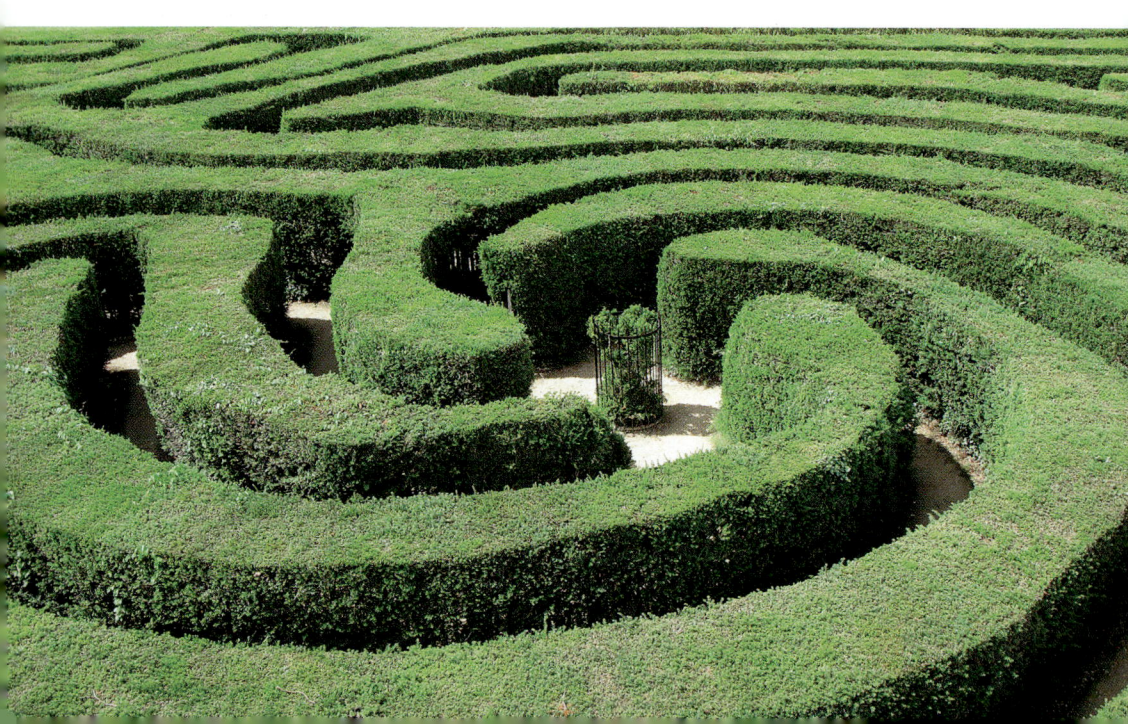

len Pränatalzentren durchgeführt. Diese Untersuchung ist keine Kassenleistung und muss selbst bezahlt werden. Laut Hersteller weist der Test eine 98 %ige Sicherheit auf. Bei einem positiven Befund müssen dann jedoch weitere abklärende diagnostische Untersuchungen erfolgen.

Überlegungen zur vorgeburtlichen Diagnostik

Viele Paare sorgen sich sehr um die Gesundheit ihres ungeborenen Kindes. Umso mehr empfiehlt es sich, das Für und Wider der vorgeburtlichen Diagnosemöglichkeiten zu kennen und dieses sehr gut abzuwägen.

Trotz immer besser werdender Untersuchungen und innovativer vorgeburtlicher Diagnoseverfahren kann man nicht zu 100 % vorhersagen, ob oder in welcher Weise ein Kind wirklich von Krankheit oder Behinderung betroffen ist. Es kommt immer wieder auch zu Fehlinterpretationen, die die werdenden Eltern belasten und die hoffnungsvolle Zeit zu einer bedrückenden und sorgenvollen Zeit werden lassen. Bei allem Verständnis für ein möglichst genaues »Wissen-Wollen«, ob das Kind gesund sein wird, ist zu bedenken, dass nur in wenigen Fällen eine Behandlung während der Schwangerschaft überhaupt möglich ist. Nur 1 % aller vorgeburtlichen Untersuchungen führen tatsächlich zu einer Therapie an dem Ungeborenen während der Schwangerschaft und davon

sind die wenigsten Behandlungen in der Frühschwangerschaft möglich. Ca. 4 % aller Behinderungen oder Krankheiten können vorgeburtlich festgestellt werden. 30 bis 40 % entstehen rund um die Geburt oder in den ersten Lebensmonaten oder können erst dann entdeckt werden.

(Zahlenangaben von: PUA-Beratungsstelle, Diakonisches Werk Württemberg)

Angesichts der beruhigenden Statistik, dass circa 96 % aller Kinder gesund zur Welt kommen, dürfen Sie sich die Hoffnung, Freude und Zuversicht bewahren, dass auch bei Ihrer Geburt alles gut gehen wird!

Mittlerweile vermischt sich durch immer früher angewandte, neue Testmethoden die reguläre Schwangerenvorsorge mit der ursprünglich für besondere Fälle vorbehaltenen Pränataldiagnostik. Der Druck und die Angst, die hier entstehen können, trüben nicht wenigen Frauen ein freudvolles Erleben der Schwangerschaft. Dies ist eine der schmerzvollsten Seiten der neuen medizinischen Möglichkeiten, die sich im Beratungsalltag vieler Schwangerschaftsberatungsstellen zeigt.

Hinzu kommt noch, dass fast alle Verfahren zu einem sehr sensiblen Zeitpunkt der Schwangerschaft stattfinden. Denn gerade zwischen der 16. und der 20. Schwangerschaftswoche erleben die meisten Mütter die ersten Kindesbewegungen und bauen eine Beziehung zu ihrem Kind auf.

Die widerstreitenden Gefühle im Zusammenhang mit einer pränataldiagnostischen Untersuchung können zu unerwarteten hohen emotionalen Belastungen führen. Zum einen beginnen Sie Ihr Kind mehr und mehr zu lieben und mütterliche Gefühle zu entwickeln. Zum anderen schaltet sich der Verstand ein und fragt: Was ist, wenn das Ergebnis der Untersuchung eine Behinderung vermuten lässt? Wie werde ich / wie wird mein Partner mit so einer Nachricht umgehen? Welche Konsequenzen hätte ein negativer Befund für uns? Wird sich meine Einstellung unserem Kind gegenüber dann ändern? Würde ich zu einem eventuell kranken Kind eine innere Distanz aufbauen, um mich emotional zu schützen?

Darüber hinaus kann es zu Konsequenzen für die Art der Geburt kommen. Z.B. kann die Folge eines auffälligen Befundes ein vorsorglich geplanter Kaiserschnitt sein.

Daher ist es sehr wichtig, sich im Bedarfsfall intensiv und umfassend mit dem Thema Pränataldiagnostik zu befassen, z.B. in Beratungsstellen, bei Ihrer Hebamme, durch Literatur (im Anhang finden Sie eine Auswahl).

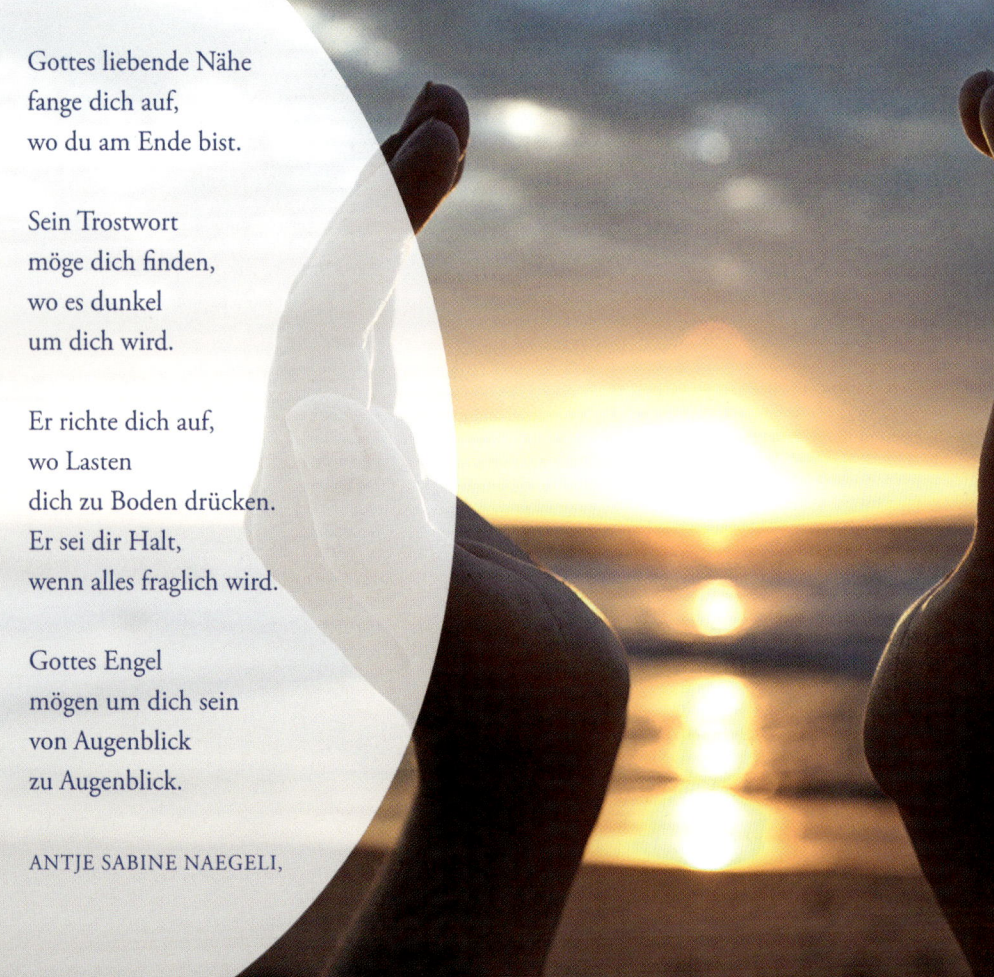

Gottes liebende Nähe
fange dich auf,
wo du am Ende bist.

Sein Trostwort
möge dich finden,
wo es dunkel
um dich wird.

Er richte dich auf,
wo Lasten
dich zu Boden drücken.
Er sei dir Halt,
wenn alles fraglich wird.

Gottes Engel
mögen um dich sein
von Augenblick
zu Augenblick.

ANTJE SABINE NAEGELI,

Es gilt immer: Sie haben ein Recht auf Nichtwissen und können alle Ihnen angebotenen Untersuchungen ablehnen!

In solchen Krisenzeiten sind Menschen, die ein offenes Ohr und Herz haben, sehr hilfreich. Auch wenn es schwerfällt: Der Austausch mit Menschen, die Ähnliches erleben oder erlebt haben, kann Ihnen helfen, den eigenen, für Sie passenden Weg zu erkennen.

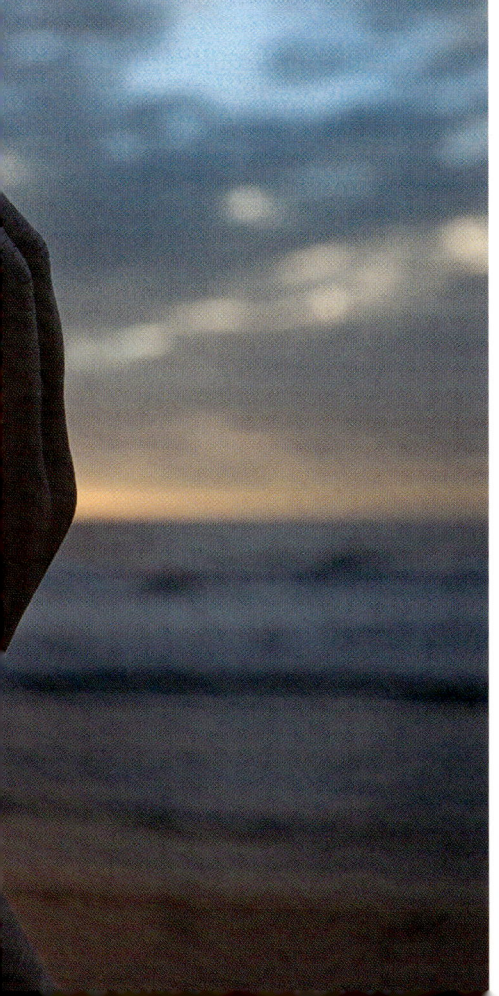

Ein Notpsalm

Mein Gott, mein Gott
Warum bist du so weit weg und hörst
   mein Klagen nicht.
Mein Gott!
Den ganzen Tag rufe ich, aber du gibst
   mir keine Antwort.
Ich rufe in schlaflosen Nachtstunden,
   aber ich finde keine Ruhe.
Schon Generationen vor mir haben
   unzählige Menschen dir vertraut,
und du hast ihnen immer wieder
   geholfen.
Sie vertrauten dir, und du hast sie nicht
   enttäuscht.
Und was ist mit mir?
Von allen Seiten werde ich bedrängt.
   Jeder zerrt an mir herum.
Du hast mir die Kraft gegeben,
   aus dem Leib meiner Mutter
   ins Leben zu treten.
Schon an ihrer Brust hast du mir
   Geborgenheit geschenkt.
Du bist mein Gott, seitdem mein Leben
   im Mutterleib begann.
Seit der Stunde meiner Geburt bin ich
   auf dich angewiesen.
Wende dich jetzt nicht ab von mir!
   Groß ist meine Angst!
Weit und breit gibt es keinen, der mir
   hilft.
Wende dich nicht länger von mir ab!
Nur du kannst mir neue Kraft geben.
Komm mir schnell zu Hilfe!

NACH PSALM 22

Wenn es anders läuft als geplant

Vielleicht wird unser Kind eine Behinderung haben

Bei einer Routineuntersuchung äußerte unsere Frauenärztin auf einmal den Verdacht einer Hirnfehlbildung. Gleich darauf hatten wir einen Ultraschalltermin bei einem Spezialisten, der den Verdacht durch weitere »Fehlermeldungen« noch bekräftigte. Wir fühlten uns wie im Film, als wir hörten, was unser Kind alles Furchtbares haben sollte: Schwellungen im Gehirn unseres Kindes könnten so fortschreiten, dass bis zur Geburt nur noch sehr wenig bis gar keine Hirnmasse mehr da sein könnte. Nach einer Stunde Bedenkzeit entschlossen wir uns zu einer Fruchtwasseruntersuchung, um einfach genau zu wissen, was auf uns zukommt. Schon bei der ersten Verdachtsäußerung war klar, dass das Down-Syndrom für uns kein Abtreibungsgrund ist. Aber bei einer Schwerstbehinderung? Dürfen wir das unserem Kind zumuten? Schaffen WIR das? Und wenn das Kind nur zum Sterben geboren wird – wie soll ich die zweite Hälfte der Schwangerschaft verkraften? Schon während der Untersuchung hat dieser kleine Mensch in meinem Bauch deutlich gezeigt, dass er da ist. Das heftige Strampeln konnte man von außen sehen, und mir kam es sehr unwirklich vor, über die Zukunft dieses offensichtlich lebenden Wesens entscheiden zu müssen. Auf dem Heimweg kauften wir unserem Kind eine Spieluhr, um sie ihm durch den Bauch vorzuspielen.

Das Warten auf die Untersuchungsergebnisse war zermürbend. Endlich bekamen wir dann die Nachricht: Unser kleines Mädchen hat ein Chromosom mehr als andere Kinder. Unsere Reaktion war einhellig: »Gott sei Dank ›nur‹ das Down-Syndrom!« Wenn man bedenkt, was uns zeitweise prognostiziert wurde, war das ja gar nichts … Wobei – wenn wir es einfach »noch einmal versuchen« und dann ein völlig gesundes Kind bekommen? Auch wenn wir nur einige Minuten überhaupt darüber nachgedacht haben, heute schäme ich mich dafür.

Den Rest der Schwangerschaft haben wir zur Verarbeitung und Informationsbeschaffung genutzt und über das Internet schon zaghaft Kontakte zu anderen Eltern geknüpft. Ich stieß auf ein Elternforum von Kindern mit Down-Syndrom, das mir sehr viel Mut machte. Man tauschte sich über spezielle, aber auch Alltagsprobleme aus, plauderte und zeigte sich Fotos von seinen besonderen Kindern. Und die Kinder waren süß und irgendwie klang alles so »normal« und gar nicht unglücklich. Auch wenn ich mir noch keinen persönlichen Kontakt zutraute, hier bekam ich etwas mit vom Familien- und Therapiealltag und eine Ahnung, wie ich mir unsere Zukunft vorstellen konnte. Vieles verwunderte mich, weil ich es nicht zu hoffen gewagt hätte: Kinder, die Rad fahren, in den Regel-Kindergarten gehen, lesen können!

Meine Sorge aber blieb, ob ich dieses Kind überhaupt lieb haben oder jemals wieder lachen könnte.

Als unsere Kleine dann zwei Monate zu früh bei uns angekommen war, schmolzen meine Bedenken dahin. Wie könnte man so ein süßes Baby auch NICHT lieben? Unsere Tochter verzauberte uns vom ersten Augenblick an und erstaunt uns immer wieder durch ihren ungeheuren Lebenswillen. Dieses Kind will lernen!

Nun wird Marlene bald zwei Jahre alt und ist ein fröhliches und unkompliziertes Kind. Sie macht rasant krabbelnd ihre Umgebung unsicher und wickelt so ziemlich jeden um den Finger. Langsam, aber stetig macht sie Fortschritte und wir sind sehr glücklich über jeden einzelnen. In dieser Hinsicht hat sie uns Eltern positiv verändert. Wir sind für Dinge dankbar, die für andere vielleicht selbstverständlich sind. Und wir haben andere Erwartungen an die Zukunft unserer Tochter. Sie wird wahrscheinlich kein Abitur machen. Aber sie kann mit unserer Hilfe ein selbstbewusster, glücklicher Mensch werden und das ist im Grunde doch das, was wir uns alle für unsere Kinder wünschen.

Alexandra und Martin, Diagnose Trisomie 21 in der Schwangerschaft

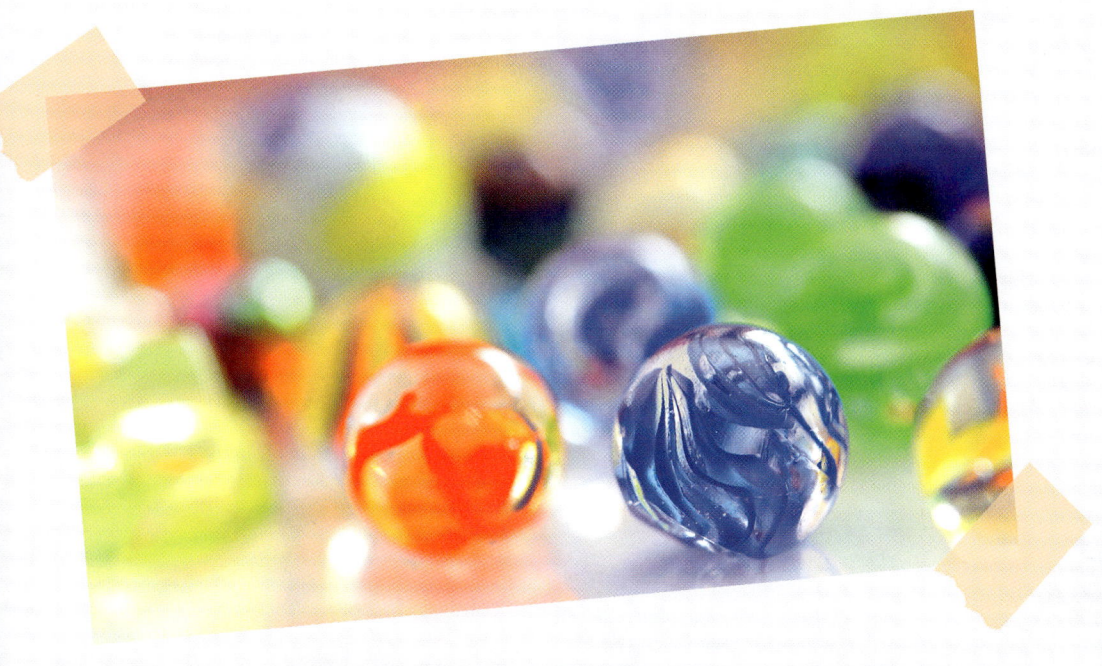

Ein Stoßgebet

Mein Gott
Was soll ich tun?
Meine Ärztin will, dass ich die Frucht-
    wasseruntersuchung machen lasse.
Mein Partner sagt: Wäre doch ganz gut,
    mehr zu wissen.
Und was ist, wenn etwas nicht stimmt?
Was soll ich tun?
Gib mir einen klaren Kopf!
Lass mich richtig entscheiden!
Mein Gott
Was soll ich tun?

CLAUDIA PFRANG

Falls auch bei Ihnen während der Vorsorgeuntersuchung Unregelmäßigkeiten
festgestellt werden, sollten Sie unbedingt
Kontakt zu einer Schwangerschaftsberatungsstelle aufnehmen, um vor den quä-
lenden pränataldiagnostischen Maßnahmen in guter Begleitung zu stehen und
nicht nur die medizinischen Fragen, sondern alle Gefühle, Probleme und psycho-
sozialen Folgen besprechen zu können.
Telefonnummern und Internetadressen
finden Sie im Anhang.

Risiko Leben

Es gehört zu den schwierigsten Entscheidungen im Verlauf einer Schwangerschaft,
sich für oder gegen ein Mehr-Wissen zu
entscheiden. Solche Situationen führen
uns an ganz existenzielle Fragen wie: Kann
ich das Leben so annehmen, wie es mir geschenkt wird? Wie gehe ich mit dem um,
was nicht so perfekt ist? Lasse ich auch
Fehler zu? Kann ich mir vorstellen, dass
ich an schwierigen Dingen auch wachsen
und reifen kann?

Das Werden eines Kindes führt uns vor
Augen, welches Risiko das Leben sein
kann. Eine 100 %ige Versicherung, dass alles – trotz bester medizinischer Vorsorge –
gut gehen wird, gibt es letzten Endes nie,
wenn auch die vielen Lebensversicherun-
gen uns dies glauben lassen mögen. Wir
können zwar vieles in die Hand nehmen,
aber wir haben nicht alles in unserer Hand.
Ist gegen viele Krankheiten auch »ein Kraut
gewachsen«, so kommen diese doch meist
unvorhergesehen. Das Leben mit Kindern
ist und bleibt ein Risiko. Vertrauen darin,
dass uns Kraft gegeben wird, das Leben zu
meistern, kann helfen, in diesen Situationen den für Sie stimmigen Weg zu finden.

Du hast mein Inneres geschaffen, mich
    gewoben im Schoß meiner Mutter.
Als ich geformt wurde im Dunkeln,
    kunstvoll gewirkt in den Tiefen der
    Erde, waren meine Glieder dir nicht
    verborgen.
Ich danke dir, dass du mich so wunderbar
    gestaltet hast. Ich weiß: Staunenswert
    sind deine Werke.

PSALM 139,13.15.14

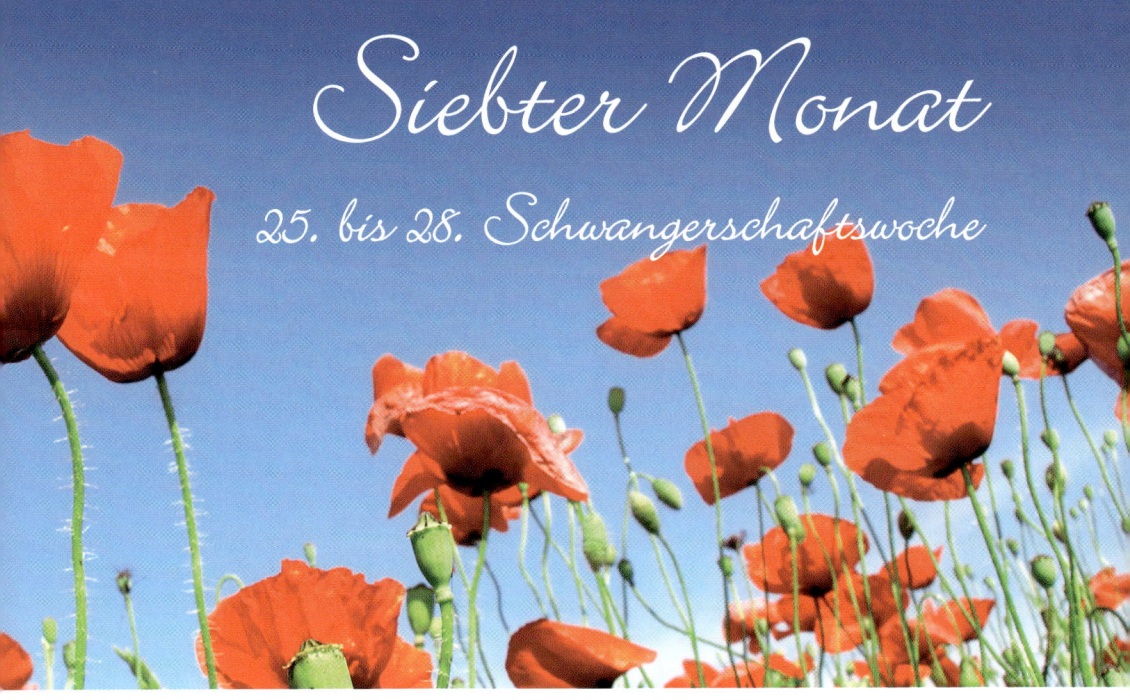

Siebter Monat

25. bis 28. Schwangerschaftswoche

Was in meinem Körper passiert

Jetzt wird die Schwangerschaft immer »gewichtiger«: Der Fötus und somit auch der Bauch wachsen nun stetig weiter. Trotzdem hat das Kind noch genügend Platz, um sich im Bauch zu bewegen. Diese Bewegung – z. B. das gleichzeitige Heben beider Arme – beobachtet man später auch beim Neugeborenen.

Nun können die Bewegungen zunehmend von außen gesehen und gefühlt werden. Wenn man die Hände auf den Bauch legt, kann man einzelne Körperteile des Kindes ertasten. Der Partner hat nun die Chance, das Ungeborene zu begreifen.

Schön
ist eigentlich alles,
was man
mit Liebe betrachtet.

CHRISTIAN MORGENSTERN

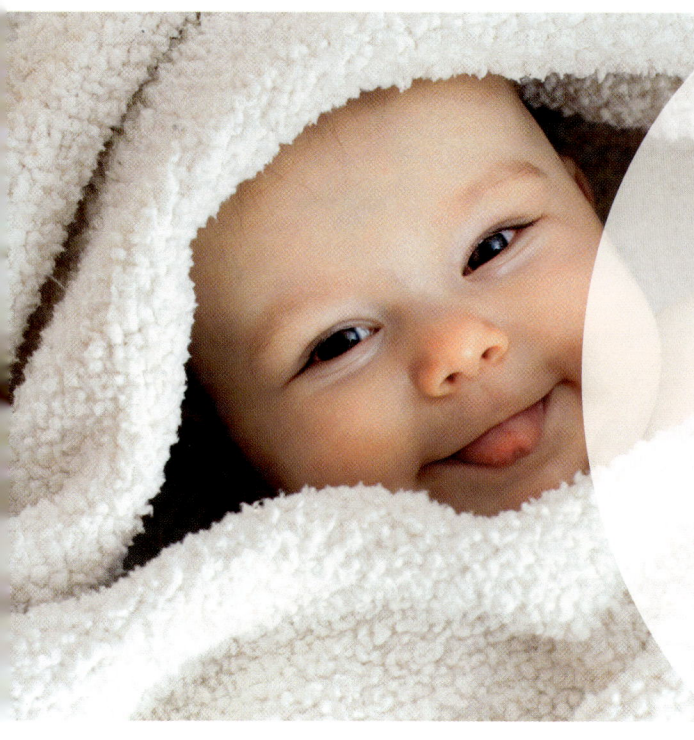

Zugezwinkert

Ich stelle mir vor,
wie du mir zuzwinkerst,
mich schelmisch aus deinen
  Augenwinkeln anschaust
dich freust auf das Leben.

Ich freue mich darauf,
dir in die Augen zu schauen.
Bin in froher Erwartung dessen,
was uns erwartet
in Zukunft.

CLAUDIA PFRANG

Das Knochenskelett wird immer härter und stabiler; auch Zehen- und Fingernägel nehmen an Festigkeit zu.

In der 26. Schwangerschaftswoche ist das Gesicht voll ausgebildet und die Augen öffnen sich zum ersten Mal. Danach bewirken Nervenfäden des Lides, dass sich die Augen öffnen und schließen. Das Ungeborene kann Ihnen nun zuzwinkern.

Ist das Kind in seiner Entwicklung so weit gekommen und setzen aus bestimmten Gründen vorzeitige Wehen ein, hat das Ungeborene eine gute Chance, außerhalb der Gebärmutter mit intensivmedizinischer Betreuung speziell für zu früh geborene Kinder zu überleben.

Wie geht es mir?

Es beginnt die behäbige Zeit des schweren Bauches und der lästigen Nebenwirkung, fast jede Nacht zur Toilette zu müssen. Hebammen geben zu bedenken, dass dieser nächtliche Gang eine Einstimmung darauf sein kann, nach der Geburt bald ohnehin (mehrmals) nachts müde und schlaftrunken aus dem Bett aufstehen zu müssen. Ob es zum Ritual für Sie werden kann, in dieser nächtlichen Zweisamkeit Ihrem Kind zuzuflüstern: »Schön, dass du bald kommst. Ich habe dich lieb …«?

Viele Frauen vermögen ihrem runden, schweren Bauch etwas Schönes abzugewinnen, ja, tragen ihn sogar mit Stolz und im Bewusstsein, etwas Einmaliges zu erleben. Hinter dieser gesunden Einstellung können manche Unannehmlichkeiten, die der pralle Leib mit sich bringt, in den Hintergrund rücken.

Der Name für unser Kind

Inzwischen haben Sie sich vermutlich auch Gedanken darüber gemacht, wie denn das Kind, das in wenigen Monaten ein nicht mehr wegzudenkendes Familienmitglied geworden ist, heißen soll. Vielleicht haben Sie bereits die eine oder andere Idee mit Ihrem Partner besprochen.

Falls Sie noch keine überzeugende Auswahl getroffen haben, kann es Ihnen vielleicht helfen zu überlegen, welche Personen Sie in Ihrer Familie oder in der Geschichte beeindrucken, sodass Sie Ihrem Kind eventuell Vorbild sein könnten.

Viele schöne Namen finden sich auch in den Geschichten der Bibel – es lohnt sich, einmal darin zu stöbern!

Gute Anregungen können Namens- und Heiligenlexika bieten. Solche Nachschlagewerke lassen sich in der Stadt- oder Pfarrbücherei ausleihen.

Wer im Internet forschen mag, findet unter www.heilige.de eine nützlich gestaltete Seite, auf der es neben der Bedeutung und Geschichte des jeweiligen Namens auch eine Namenstagsurkunde zum Ausdrucken gibt. Unter www.namenspatrone. de gibt es für fast jeden Namen kleine Patronatsbildchen zum Bestellen. Solche Darstellungen des Namenspatrons eignen sich gut, um sie dem Kind zur Geburt oder Taufe ins Fotoalbum beizulegen.

Eine schöne Erinnerung für später ist es, festzuhalten, welche Namen für das Kind »in die engere Auswahl gekommen sind« und welcher Elternteil jeweils aus welchen Gründen für welchen Namen plädiert hat. Wie ist die endgültige Entscheidung letztlich zustande gekommen? Vielleicht mögen Sie hier die Überlegungen zur Namensfindung für Ihr Kind festhalten.

Über das Schützen und Beschützen

Noch ist Ihr Kind von einer Schutzhülle umgeben, bald kommt es ans Licht – nackt, schutz- und hilflos. Schutz wird es brauchen, Schutz wird es suchen. Das Erste, was wir unseren Kindern geben, sind Kleider, die sie vor Kälte schützen. Doch wie können wir sie vor den Unwägbarkeiten des Lebens schützen? Können wir das überhaupt? Eine Frage, die nicht wenige werdende Mütter und Väter quält. Was wissen wir schon, was alles auf uns, auf unser Kind im Laufe seines Lebens zukommt?

einen Engel
wünsche ich dir

einen, der dich an die Hand nimmt,
wenn du dich verlaufen hast,
einen, der dich ermutigt,
wenn dich der Mut verlässt,
einen, der an deiner Seite ist,
wenn du dich alleine fühlst,
einen, der dich trägt,
wenn das Leben zu schwer wird

einen Engel
wünsche ich dir,
vielleicht darf ich für dich
ein Engel sein

CLAUDIA PFRANG

Beschützen meint zuerst Schutz geben. Je nach Situation kann dies bedeuten: Unser Kind einfach nur in den Arm zu nehmen oder aber es später an die Hand zu nehmen und es ins Leben zu begleiten. Kinder ins Leben hineinzuführen, sie stark zu machen für das Leben – das ist die große Aufgabe, vor der wir als Eltern stehen. In unserer pluralen und globalen Welt mehr denn je. Woher soll unser Kind wissen, woran es sich orientieren kann, wenn wir es ihm nicht zeigen? Woher soll es wissen, wie »Leben« geht, wenn wir es ihm nicht vorleben?

Unser Kind ins Leben mit dem vielen Auf und Ab, dem sich jeder Mensch stellen muss, hineinzuführen, geht nicht, wenn wir es »in Watte« packen, um es vor den Unwägbarkeiten des Lebens zu schützen. Das Leben ist und bleibt ein Risiko. Aber was wir tun können ist, mit unseren Kindern durchs Leben zu gehen und ihnen zu zeigen: So kannst du leben, so kannst du Schwierigkeiten meistern. Das Allerwichtigste ist jedoch, sie spüren und erfahren zu lassen: Bei uns bist du zu Hause. Was auch im Leben kommen mag, unsere Tür steht dir immer offen.

Aus dem Leben gegriffen –
Der Bauch

In meinem Bauch rumpelt es. Hin und wieder beult sich die Bauchdecke aus und ein Fuß kommt zum Vorschein. Vielleicht ist es auch ein Ellbogen oder eine Hakennase. Oder demonstriert das Wesen in meinem Bauch gegen mich, mit erhobener Faust? Bislang sind wir gut miteinander klargekommen, weil ich mich folgsam gezeigt habe. Ich lehne mich nicht gegen meinen Bauch auf. Ich weiß, wer der Stärkere ist.

Der Bauch ist mein Lebensmittelpunkt geworden. Überall drängt er sich vor und zieht die Aufmerksamkeit auf sich, er schneidet mir den Atem ab und drosselt meine Bewegungen auf Zeitlupe. Gemächlich und würdevoll schreite ich hinter ihm her wie eine Oberpriesterin in der afrikanischen Savanne. Mir liegt viel daran, meinen Bauch bei Laune zu halten. Des Nachts wälze ich ihn mit der Eleganz eines Flusspferds hin und her und bette ihn auf Kissen, bis er bequem liegt. Ich behänge ihn mit bunten, wallenden Kleidern, ich öle ihn ein und massiere ihn und mache mit den Körperteilen um ihn herum auch Gymnastik. So ähnlich wie ein Mistkäfer, der auf dem Rücken liegt und mit den Beinchen fuchtelt. Egal! Ich mag diesen Bauch, diesen monströsen Auswuchs, diese pralle Wundertüte, Rumpelkammer und Schatzkiste in einem. Vor ihm habe ich Respekt. (…)

Wie wird es nun werden, das Kind? Ich bin Zweckpessimistin und male mir keine romantischen Bilder aus. Eher schon versuche ich, mir eine Kombination aller Macken und abstoßenden Eigenschaften beider Elternteile vorzustellen, gepaart mit den babytypischen Unarten und verschiedenen Geburtsfehlern. Dann sage ich mir, dass es so schlimm wohl nicht kommen wird. Der Kindsvater ist ein ähnlicher Hasenfuß wie ich. Oft schaut er sinnierend in die Ferne, und ich weiß, er sieht ein wutverzerrtes Babygesicht vor sich. Derweil rumpelt es in meinem Bauch, und eine Ausbeulung wird sichtbar. Ich glaube tatsächlich, das Kind demonstriert. Gegen die Hasenfüßigkeit?

Dorothee Nolte

Mein Bauch

Schutzraum
Wohnraum
Lebensraum
Für dich mein kleines Wesen.

Zart und sanft sind deine Bewegungen
Zart und sanft sind meine Berührungen.

Lass es dir gut gehen
Bei mir
Lass mich dich spüren
In mir
Ich genieße es!

CLAUDIA PFRANG

RÜCKSCHAU

Das zweite Trimenon

Das Kind ist in Ihnen in den letzten drei Monaten sichtbar gewachsen. Mit dem Wachsen des Bauches schoben sich in den vergangenen Monaten mehr und mehr Gedanken an die Zukunft in den Vordergrund:

Wie wird das Leben mit unserem Kind sein?

Welche Eigenschaften wird es haben?

Wird unser Kind gesund sein?

Wie kann ich / können wir Beruf und Familie vereinbaren?

Wie kann ich meinem Kind / meinen Kindern gerecht werden?

Was wird auf uns alle zukommen und wie bin ich dem gewachsen?

Viele Fragen taten sich in den vergangenen Wochen und Monaten auf. Manche haben mich verunsichert, manches macht mir auch »Lust aufs Leben«. Lust auf Leben spür ich tief in meinem Herzen.

Zum Abschluss dieses zweiten Schwangerschaftstrimenons möchten wir Sie anregen, diesen Träumen vom bunten Leben mit Kindern nachzugehen. Wir brauchen diese Träume, sie treiben uns an und lassen uns leichter nach vorne schauen.

Gehen Sie dazu in Gedanken an einen Ihrer Lieblingsplätze. Genießen Sie diesen Platz mit seiner Atmosphäre, die Ihnen guttut. Malen Sie sich das Leben mit Ihrem Kind aus. Stellen Sie sich seine offenen Augen vor, die das Leben erwarten. Genießen Sie das Gefühl, mit Ihrem Kind eins zu sein.

Hier haben Sie Platz, Ihre Träume zu beschreiben und / oder kreativ
in einem Bild zum Ausdruck zu bringen.

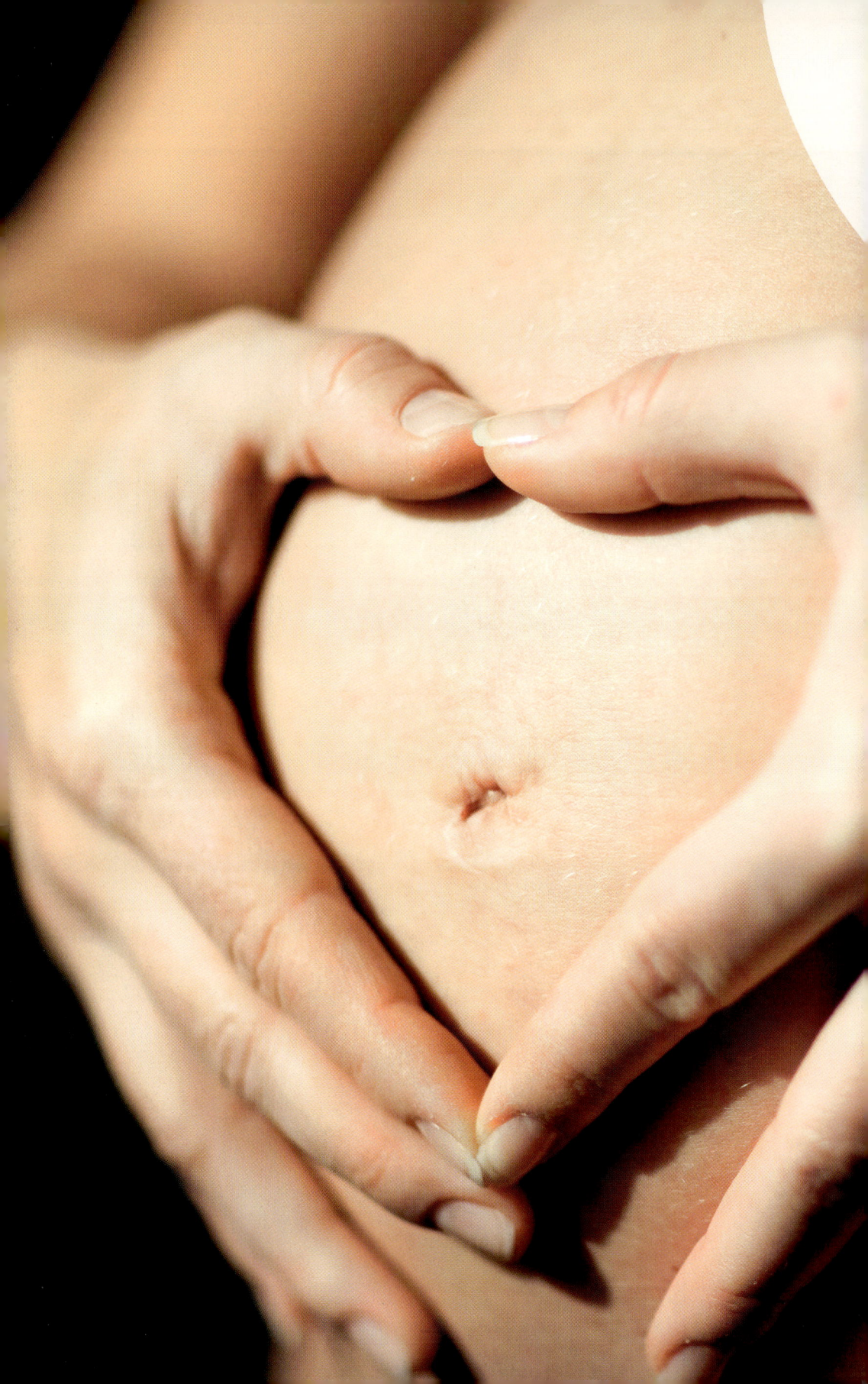

Das dritte Trimenon

(29. bis 40. Schwangerschaftswoche)

Die letzten Wochen haben begonnen und Ihre Schwangerschaft ist für alle nun deutlich sichtbar. Fast täglich können Sie sehen und natürlich spüren, dass der Bauchumfang zunimmt. War die Größe des Bauches in der 24./25. Schwangerschaftswoche noch angenehm, so stößt man mittlerweile doch an seine Grenzen. Denn an den zunehmenden Bauch werden Sie sich erst gewöhnen müssen. Im Alltag kann dies durchaus zu Problemen und Beschwerlichkeiten führen. Schränke oder Türen können Sie nicht öffnen, ohne einen Schritt zurückzutreten, und Ecken und Kanten stoßen schon mal in den Bauch. Zum

Glück sind solche Zwischenfälle für das Baby völlig unbedenklich, da es sicher und geschützt in der Gebärmutter liegt.

Mit jedem Tag wird es nun ein wenig anstrengender und beschwerlicher. Ihr Lebenstempo wird sich verlangsamen. Durch die zunehmende Größe des Bauches werden die meisten Frauen kurzatmig, weil die Oberkante der Gebärmutter auf die Lunge drückt. Auch werden Sie deutlich häufiger zur Toilette gehen müssen, denn das Kind drückt auf die Harnblase. Diese kann somit nur wenig Urin speichern. Durch das immense Wachstum spüren viele Frauen ab der 30. Schwangerschaftswoche

Bereits jetzt entfaltet das kleine Wesen in meinem Bauch, indem es leise und wie drohend strampelt und rumpelt, eine disziplinierende Kraft: Es verändert den Blick auf unser Lebensumfeld, mit dem wir bisher eigentlich ganz zufrieden waren, und treibt uns zu Renovierungs- und Verschönerungsaktionen, die wir jahrelang aufgeschoben haben. Plötzlich erscheinen uns die nicht aussortierten Berge von alten Zeitungen, Büchern und Wäsche, das Chaos in der Küchenecke, die abblätternde Farbe an den Fenstern unerträglich. Fort damit, alles muss neu werden!

Dorothee Nolte

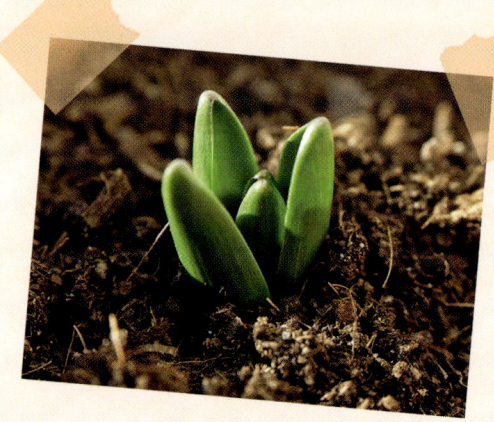

die Dehnung der Mutterbänder besonders intensiv. Genau wie sich Partner- und Familienstrukturen mit jedem neuen Kind verändern, verschafft sich das Ungeborene seinen Platz im Mutterleib. Alle anatomischen Strukturen im Bauch- und Brustraum müssen dem Baby weichen. Und das ist gelegentlich etwas schmerzhaft.

Eine besonders anstrengende, aber dennoch sinnvolle Beeinträchtigung ist der fehlende oder nur oberflächliche Schlaf in der Nacht. Viele Frauen sind in den Wochen vor der Geburt nachts sehr unruhig. Einige leiden unter Sodbrennen, andere unter allgemeiner Unruhe. Und wieder andere müssen einfach häufig zur Toilette. Es ist zwar sehr anstrengend und manchmal auch ärgerlich, nicht mehr durchschlafen zu können, andererseits bereitet sich der Körper so auf die Zeit nach der Geburt vor. Schließlich wachen alle Neugeborenen mehrmals in der Nacht auf und wollen gestillt werden.

In diesem letzten Trimenon stellen die letzten sechs Wochen (ab der 34. Schwangerschaftswoche) nochmals eine ganz besondere Zeit dar. Berufstätige Frauen können nun ihren Mutterschutz genießen. Die letzten Vorbereitungen für das Kind und die Zeit nach der Geburt werden getroffen. Viele Frauen verfallen in diesen Wochen in einen regelrechten »Putzwahn«. Das Heim wird entrümpelt und geputzt, denn gerade Mehrgebärende wissen, dass sie nach der Geburt eine ganze Weile nicht dazu kommen werden. Indem Sie dem »Nestbautrieb« nachgehen, schaffen Sie zudem Platz für Neues.

In diesen letzten Wochen bemerken viele Frauen, dass sie psychisch wieder etwas labiler werden und häufiger traurig oder schlecht gelaunt sind. Dies hat hauptsächlich zwei Gründe: Einerseits ist die Konzentration der Schwangerschaftshormone nun extrem hoch, andererseits wird vielen Frauen jetzt erst richtig bewusst, dass sie um den Geburtsvorgang nicht herumkommen. Sie fühlen sich ausgeliefert. Gerade die Vorstellung der Entbindung löst sehr konträre Gefühle aus. Die angehende Mutter wünscht sich den Tag der Geburt herbei und möchte nun endlich ihr Baby kennenlernen. Auf der anderen Seite hört die Zweisamkeit auf und auch andere Personen können und werden das Kind begreifen und lieb haben. Nutzen Sie diese Zeit mit Ihrem Kind und genießen Sie noch einmal die vertraute Bindung. Erzählen Sie ihm ruhig von Ihren Ängsten und Sorgen. Sagen Sie dem Baby aber auch, dass Sie sich auf die Zeit nach der Geburt freuen.

Ein medizinisches Problem, das in dieser Zeit auftreten kann, ist der Vaginalsoor. Gerade in der Schwangerschaft verändert sich oftmals der pH-Wert des Scheidenmilieus und es kommt zu einem Hefepilzbefall. Dies äußert sich durch Juckreiz, Brennen, Rötung und verstärkten Ausfluss. Eine Pilzinfektion muss immer ernst genommen und behandelt werden. Sehr gut bewährt haben sich Mischungen aus ätherischen Ölen mit Lavendel, Teebaum und Palmerosa. Erkundigen Sie sich bei Ihrer Hebamme nach entsprechenden Ölen. Werden Sie auf keinen Fall auf eigene Faust aktiv.

In jedem Fall ist es sinnvoll, in den letzten Wochen der Schwangerschaft eine Tasche mit dem Nötigsten vorzubereiten. Im Folgenden finden Sie eine Liste mit Dingen, die sich in der Praxis bewährt haben:

Für die Geburt:

- bequemes kurzes Hemd; idealerweise mit Knöpfen vorn, damit das Kind nach der Geburt gleich auf den Bauch gelegt und gestillt werden kann
- Hausschuhe
- warme Socken, denn kalte Füße bedeuten mehr Verspannung und dadurch mehr Wehenschmerz
- Bademantel
- Lippenpflegestift gegen trockene Lippen
- CDs mit Ihrer Lieblingsmusik
- Lieblingsmassageöl
- Mutterpass, Versichertenkarte, Stammbuch
- Fotoapparat

Für das Wochenbett:

- ausreichend Unterwäsche; Baumwollunterhosen, idealerweise etwas weiter und größer, damit die Binden Platz haben
- Nachthemd, am besten zum Knöpfen um das Stillen zu erleichtern
- bequeme Hosen
- Handtücher / Waschlappen
- Kulturbeutel
- Still-BH

Für das Baby – die »Heimgehgarnitur«:

- Langarm-Body
- Pulli
- Strampelhose
- Mützchen
- Decke bzw. Anzug (jahreszeitenabhängig)
- Autokindersitz

Diese Liste ist als Anregung zu verstehen. Natürlich kann sie von Ihnen beliebig erweitert werden.

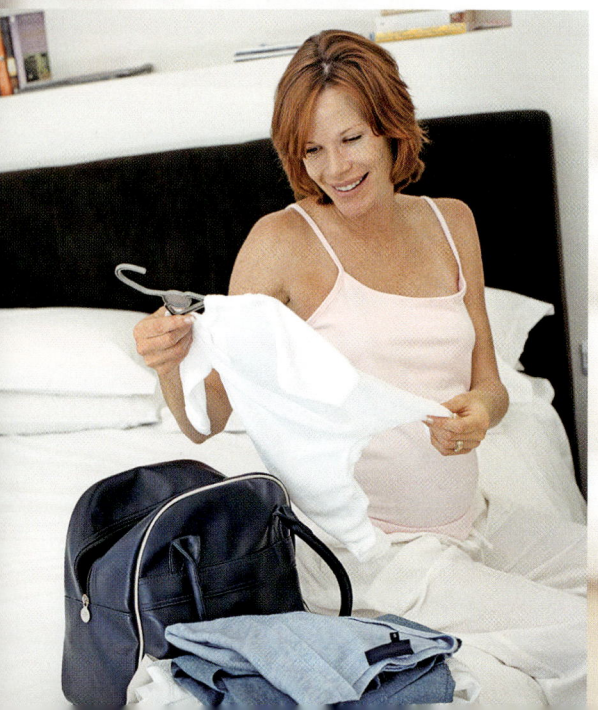

Warten auf das Leben

Ob das »Warten« eine besonders weibliche Tätigkeit ist? In Alltagsgesprächen mit Müttern kommen immer wieder Situationen des Wartens auf die Kinder zur Sprache: »Heute Nacht habe ich lange wach gelegen, bis meine Große von der Geburtstagsparty heimkam«, »Ich erwarte meinen Sohn! Er kommt Ende des Monats von seinem Auslands-Aufenthalt zurück«, »Gestern hat unser Kleiner zum ersten Mal ›Mama‹ gesagt! – Auf diesen Moment habe ich so lange gewartet.«

Am allermeisten *warten* Frauen im Zusammenhang mit einer Schwangerschaft. »Ich erwarte ein Kind«, heißt es ja auch, oder: »Wir sind in freudiger Erwartung.«

Am Anfang steht also das Warten. Besonders intensiv fühlt sich dieses sehnsüchtige, ja schmerzliche Warten bei Frauen an, die eben nicht nach Wunsch schwanger wurden. In vielen Schilderungen hört man dieses immer dunkler werdende, immer enttäuschter und bitterer klingende Warten heraus, das am Ende in Verzweiflung münden kann: »Wir können wohl kein Kind bekommen. Wir haben das Warten jetzt aufgegeben. Es zermürbt uns, nichts tun zu können. Wir müssen uns ein neues Ziel in unserem Leben suchen.«

Dann, ganz unverhofft, nachdem sie diese leidvolle Zeit des verzweifelten Wartens schon fast nicht mehr aushalten konnte, ist manche Frau doch noch schwanger geworden. Das Warten hat endlich ein Ende.

Nicht unbeschwert ist die neunmonatige, ganz neue Lebensphase, egal ob Wunschkind oder Risikoschwangerschaft, da immer wieder Zweifel und Ängste laut werden: Ob ich dieses Kind vielleicht vorzeitig wieder hergeben muss? Ob es gesund sein wird? Ob ich überhaupt eine gute Mutter sein kann?

Jede Frau, die ein werdendes Leben in sich trägt, kennt diese Ängste. Aber manche Schwangere, die schon charakterlich nicht zu den Optimistinnen und Zuversichtlichen gehören, haben unter dieser Zeit des Wartens richtiggehend zu leiden.

Die Beziehung zu einem ungeborenen Kind ist ganz anders als alle anderen Beziehungen mit Menschen, die wir sehen und anfassen können. Ist es das, was das Warten auf die Geburt so zwiespältig sein lässt? Das Warten ist so leise, so still, so unspektakulär – es braucht so viel Geduld und langen Atem.

Eines können wir nicht: das Warten abkürzen. Neun Monate gilt es, sich mit dem Kind auch als Mutter zu entwickeln und zu reifen. Wie bei jeder Pflanze, die wir im Garten an dem ihr zugedachten Platz eingegraben haben, so ist es mit dem Kind im Bauch: Nun steht es an, es zu hegen und zu pflegen und ihm die Zeit zu geben, die es braucht.

Das Warten kann mit schönen Ritualen gefüllt werden, sodass es nicht nur ungeduldig als Übergangsphase (»Wann ist es endlich vorbei?«) erlebt wird. Vielmehr ist es eine ganz eigene, wertvolle Zeit, in der viel an Entwicklung und positiver Veränderung möglich ist.

Manche beginnen bewusst, das Verhältnis zu Eltern und Schwiegereltern zu intensivieren und somit das familiäre Nest für das neue Familienmitglied vorzubereiten.

Nicht zuletzt kann sich auch die Beziehung des Paares in eine neue, vielleicht noch verbindlichere Richtung entwickeln. Zu zweit auf Flohmärkten nach einem Kinderbettchen stöbern, das zukünftige Kinderzimmer zusammen streichen, ganz bewusst Freunde und Verwandte besuchen, um die schöne Nachricht mitzuteilen – all das schafft eine Basis von Gemeinsamkeit und Zusammengehörigkeit. Mit einer solchermaßen aktiv erlebten Schwangerschaft wird das Warten zu einer erfüllten, besonderen Zeit; zu einer Möglichkeit, den Übergang in den neuen Lebensabschnitt als Familie behutsam vorzubereiten.

Ganz gleich, ob wir zur Geburtsvorbereitung gehen oder nicht, ob wir an diesem oder jenem empfohlenen Akupunkturkurs teilnehmen oder nicht – das Kind wird wachsen und sich seinen Raum nehmen. Es braucht nicht viel mehr, als dass wir geduldig warten können.

Im Warten liegt wohl auch eine Chance, dem Göttlichen zu begegnen. Dieses Warten auf das neue Leben hat seinen ganz eigenen Charakter. Der biblische Prophet Elija hat sich den lebendigen Gott zunächst laut und mächtig vorgestellt, feurig, stürmisch und unüberhörbar. Doch er erkennt, dass Gott so nicht zu erfahren ist, sondern im sanften, leisen Säuseln.

Dieses sanfte leise Säuseln lässt an die ersten »Schmetterlingsbewegungen« des Kindes im Leib der schwangeren Mutter denken. Zunächst fragt man sich: War das wirklich mein Kind, was ich da in mir gespürt habe? Oder habe ich es mir doch nur eingebildet? Aber nein, von Tag zu Tag wird es eindeutiger: Da ist wirklich neues Leben, das sich (fast) ohne mein Zutun immer weiter entwickelt. Ein Wunder!

Maria, die Mutter Jesu, wird als Frau beschrieben, die für diese Art der Gottes-

Warten

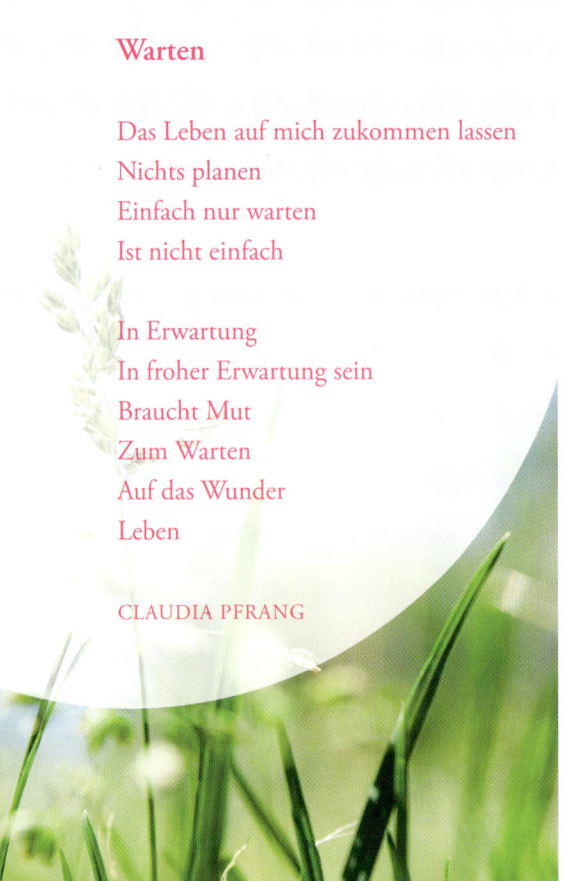

Das Leben auf mich zukommen lassen
Nichts planen
Einfach nur warten
Ist nicht einfach

In Erwartung
In froher Erwartung sein
Braucht Mut
Zum Warten
Auf das Wunder
Leben

CLAUDIA PFRANG

begegnung besonders offen ist, sie sagte: »Mit mir geschehe, wie du gesagt hast.«

Dieses Geschehen Lassen fällt dem Menschen der modernen Welt besonders schwer. Stattdessen möchten wir lieber »alles im Griff haben«, »mitbestimmen«, »planen«, »absichern«, »in die Hand nehmen«. Warten und Geschehen-Lassen sind dagegen kontemplative Fähigkeiten, die wir manchmal richtiggehend üben müssen.

Besonders augenfällig wird das an der derzeitigen Vorsorgepraxis für schwangere Frauen. Ein Ultraschall gehört mittlerweile zur regelmäßigen Kontrolluntersuchung und nur zu gut wissen wir über die Problematik der pränataldiagnostischen Instrumentarien Bescheid. Wird da nicht oft das Warten, das »guter Hoffnung sein« zum »Risikozustand« generalisiert, wie die Autorin Theresia Maria de Jong eindrucksvoll in ihrem gleichnamigen Artikel in der Zeitschrift »Psychologie heute« darlegt?

In der Schweiz zum Beispiel ist bei schwangeren Frauen überhaupt kein Ultraschall in der Vorsorge vorgesehen und wird nur im Ausnahmefall angewandt. Der Vergleich zeigt, dass das gelassene Warten nicht mit Fahrlässigkeit gleichgesetzt werden darf. Völkerkundlerinnen beklagen, dass in unserer Gesellschaft medizinische Untersuchungsprozeduren an die Stelle schwangerschafts- und geburtsbegleitender Rituale und Bewusstseinsinhalte, wie sie aus traditionellen Kulturen bekannt sind, getreten sind.

Kann es also sein, dass zum Warten,

Simone

Für mich war in der zweiten und dritten Schwangerschaft der Tipp hin und wieder einen ganzen Tag im Bett zu verbringen wirklich wohltuend. Weg von dem ganzen Stress (Kind, Hausbau etc.) und mich auf mich zurückzubesinnen, mich in meine Höhle zurückzuziehen, um Kraft zu sammeln, die ich dann auch gebraucht habe.

auch zum Erwarten eines Kindes, eher meditative Tätigkeiten passen? Dass das Warten besser unterstützt werden kann durch achtsames Hören als durch betriebsames Tun?

Die Stimmung, die man gemeinhin im Advent hat, mag eine gute Begleiterin für alle sein, die neues Leben erwarten: Die Ankunft ist verheißen, selbst im dunklen Winter keimt der Spross eines unglaublichen Wunders. Gott, die Weberin alles Lebendigen, wird jegliches Warten und Hoffen mit Licht und Leben erfüllen.

Warte-Rituale zum Stärken und Sich-bestärken-Lassen

Heitere oder besinnliche Bücher und Texte lesen, einmal wieder die Blockflöte aus Kindertagen auspacken und einfache Melodien spielen, die Gitarre hervor holen und dazu unbefangen Kinderlieder schmettern – warum nicht? Nehmen Sie sich Zeit für regelmäßige »Auszeiten«, in denen Sie tun und lassen, was Sie sich bisher lange nicht mehr gegönnt oder getraut haben. Das Warten auf die Geburt kann ja auch gestaltet werden. Vielleicht greifen Sie auch wieder zu Papier und Füllfederhalter und schreiben einer Schulfreundin aus vergangenen Tagen einen echten handschriftlichen Brief! Oder Sie besuchen einen Meditationskurs und üben ganz konkret das tägliche »Schweigen und Hören«, das schon vielen Menschen in unruhigen Zeiten neue Kraft und innere Ruhe geschenkt hat. Auch das Ausmalen von Mandalas ist nicht nur für Kinder eine wohltuende Beschäftigung. Eventuell ist es jetzt sogar ein guter Zeitpunkt, sich Ölkreide oder andere schöne Farben zu besorgen und Ihre innere Verfasstheit in abstrakten Bildern auszudrücken. Später können Sie mit diesen Farben gemeinsam mit Ihrem Kind die ersten Bilder malen.

Sich selbst zu bestärken und zu beruhigen, das gelingt zum Teil. Noch schöner ist es, sich von nahestehenden Menschen bestärken zu lassen. Manche Frauen laden kurz vor der Geburt enge Freundinnen ein, um sich noch einmal ganz bewusst Mut und Segen zusprechen zu lassen. Probieren Sie es aus, es ist ganz unkompliziert.

Bitten Sie zum Beispiel Ihre Freundinnen (Kolleginnen), eine Blume und einen damit verbundenen guten Wunsch für Sie mitzubringen. Am Ende einer gemütlichen Teerunde stehen dann alle auf und überreichen Ihnen nacheinander die Blume, indem Sie Ihnen den guten Wunsch ganz persönlich zusprechen. Der Blumenstrauß wird Sie noch nach Tagen an die Frauensolidarität erinnern und kann Sie für die bevorstehende Geburt optimistisch stimmen.

Kraft tanken

Sich – wenn es möglich ist – immer wieder einmal zurückzuziehen, um Kraft zu tanken, tut allen gut. Denn es hilft Abstand zu gewinnen – Abstand, der wichtig ist, um manches in einem anderen Licht zu sehen.

Folgende Fantasiereise kann Ihnen vielleicht dabei helfen:

Schließen Sie die Augen und gehen Sie in Gedanken an einen Ort, der für Sie mit Ruhe und Kraftschöpfen verbunden ist. Vielleicht ist es ein Urlaubsort, ein Ort aus Ihrer Kindheit oder Sie malen sich in Ihrer Fantasie einen Ort aus. Stellen Sie sich diesen Ort ganz genau vor: die Stimmung, die Farben, die Geräusche, die Gerüche … blicken Sie sich um. Vielleicht begegnen Ihnen an diesem Ort auch Menschen. Nehmen Sie alle Details Ihres Ortes der Ruhe und Kraftquelle auf. Verweilen Sie dort und genießen Sie die Atmosphäre. Lassen Sie sich Zeit und nehmen Sie so viel Kraft wie möglich auf. Dies ist Ihr Ort der Ruhe und Kraftquelle, an dem Sie Kraft für sich und Ihr Kind schöpfen können. An diesen Ort können Sie jederzeit zurückkehren, um neue Energie zu tanken.

Verabschieden Sie sich langsam von diesem Kraft-Ort, schauen Sie sich noch einmal um. Nehmen Sie noch einmal bewusst einige Atemzüge und öffnen Sie dann langsam wieder Ihre Augen. Räkeln Sie sich genüsslich.

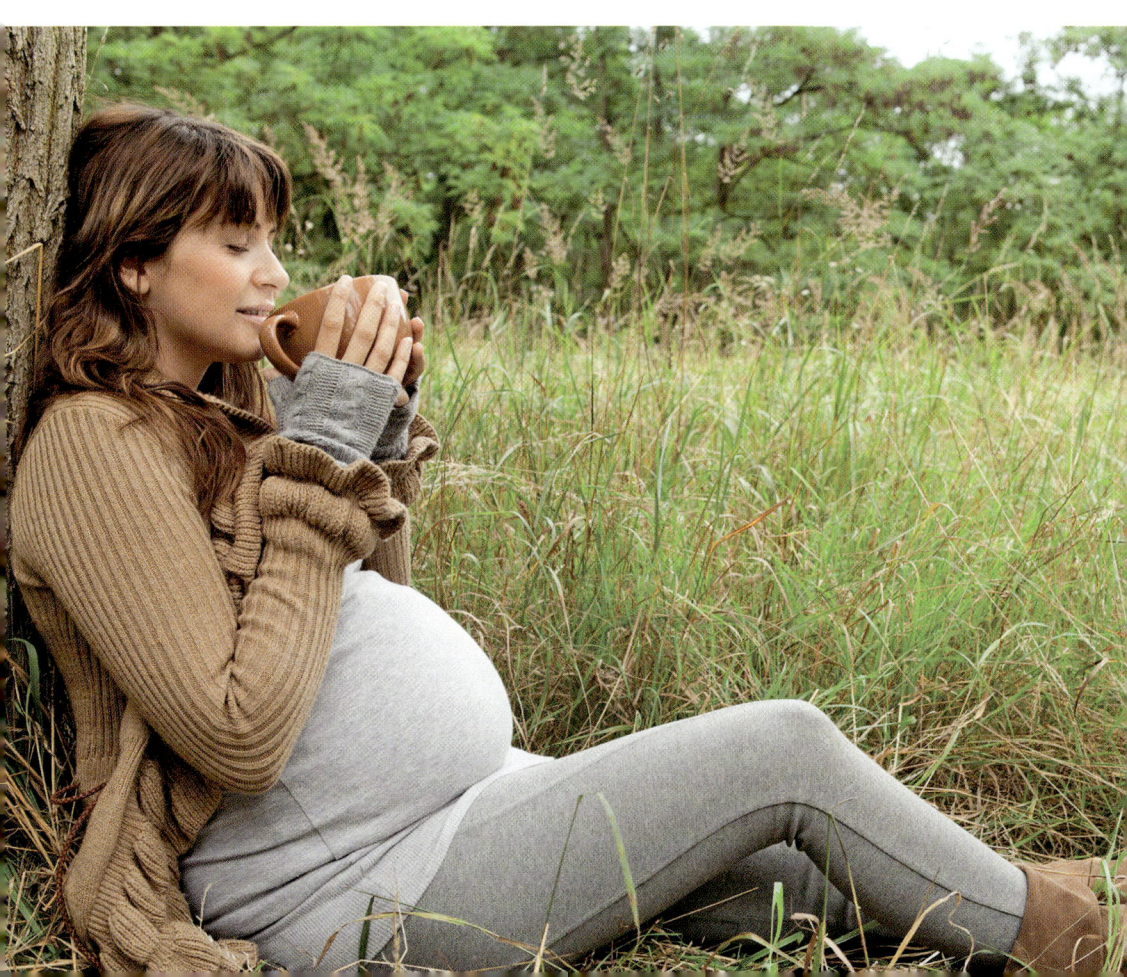

Geburt – ein (ur-)gewaltiges, unbegreifliches Ereignis – Eine Geburtsgeschichte

Über der Schwangerschaft und Geburt stand für mich von Anfang an eine große Zuversicht und irgendwie auch eine Verheißung und Gewissheit, dass alles gut ausgehen wird und dass ich im Sommer ein Kind in den Armen halten werde. Für mich galt das Motto »guter Hoffnung sein« und sich von den Sorgen und Ängsten nicht anstecken und verrückt machen lassen. Natürlich gehören diese dazu, aber sie dürfen nicht zu viel Raum und Macht einnehmen.

Andere Frauen mit Kindern haben mir immer wieder in Gesprächen Mut gemacht, von ihrer Geburt und Schwangerschaft positiv erzählt und gesagt: »Genieße die Zeit«, und das habe ich versucht. So habe ich nicht viel in Schwangerschaftsbüchern gelesen, sondern versucht, selbst zu erfahren, wie es ist, schwanger zu sein.

Die Prioritäten haben sich verschoben. Meine Arbeit hatte einen sehr großen Stellenwert in meinem Leben, aber aufgrund der Schwangerschaft und der zunehmenden Unbeweglichkeit und Anstrengung nahm ich diese nicht mehr so wichtig. Die letzten Wochen des Mutterschutzes habe ich für viele Treffen und Besuche bei Freundinnen genutzt.

Die wichtigste Begleiterin – neben meinem Mann natürlich – war die Hebamme. In einem Yoga-Kurs und auch im Geburtsvorbereitungskurs waren für mich die Körper- und Wahrnehmungsübungen am wichtigsten, um eine Beziehung zu meinem Kind zu bekommen, es zu spüren.

In einem leeren Buch habe ich versucht, alle meine Erfahrungen, Erlebnisse und Erinnerungen aufzuschreiben und so festzuhalten.

Als die Fruchtblase geplatzt war, wusste ich, dass ich die Hebamme anrufen konnte und sie mir sagt, wie es weitergeht, so wie bei der ganzen Geburt. In sie setzte ich mein ganzes Vertrauen. So konnte ich die ersten Stunden mit Wehen zu Hause verbringen. Am allerliebsten war ich alleine im Wohnzimmer und habe die Augen bei jeder Wehe geschlossen und mich aufs Atmen konzentriert, in der Gewissheit, dass mein Mann und die Hebamme nebenan sind und sich noch ausruhen für das, was kommt. Auch der Fernseher war eine willkommene Ablenkung in den kurzen Wehenpausen – und natürlich die Badewanne, in der ich auch schon oft während der Schwangerschaft zur Entspannung lag.

Gegen 22 Uhr haben wir entschieden, ins Krankenhaus zu fahren, sodass wir um 23 Uhr dort waren. Nach den Untersuchungen konnte ich um 24 Uhr endlich in meine »geliebte« Badewanne und wollte mich nicht mehr recht bewegen. Alle Musik, alle Getränke, alles Essen, alle Öle, die ich gerichtet hatte, waren mir zu viel. Mein Motto lautete »Augen zu und durch«!

An meiner Seite wollte ich nur meinen Mann und die Hebamme, die eine große Ruhe und Sicherheit ausstrahlte. Für mich waren auch keine lauten Anfeuerungen hilfreich, sondern nur das Gehaltenwerden bei jeder Wehe von meinem Mann, der mich so unterstützen konnte. Jede Wehe, jedes Stöhnen empfand ich als eine Urgewalt, bei der ich gar nicht anders konnte.

Als Felix dann aus dem Wasser mir direkt auf die Brust gelegt wurde, konnte ich dieses gewaltige Ereignis selbst nicht fassen, ich sah nur, wie gerührt mein Mann war.

Danach haben wir uns Zeit gelassen zum Staunen, zum Be-greifen, zum Abnabeln. Mein Mann bekam Felix im Handtuch auf den Arm. Auch das Nähen ließ sich mit Felix im Arm besser aushalten.

In den nächsten Stunden ruhte Felix auf meinem Bauch und ich musste ihn immer wieder begreifen, um das Glück zu fassen.

Heute ist Felix zwei Monate und immer wieder schaue ich ihn an und kann nur schweigend staunen über dieses Wunder.

Stefanie

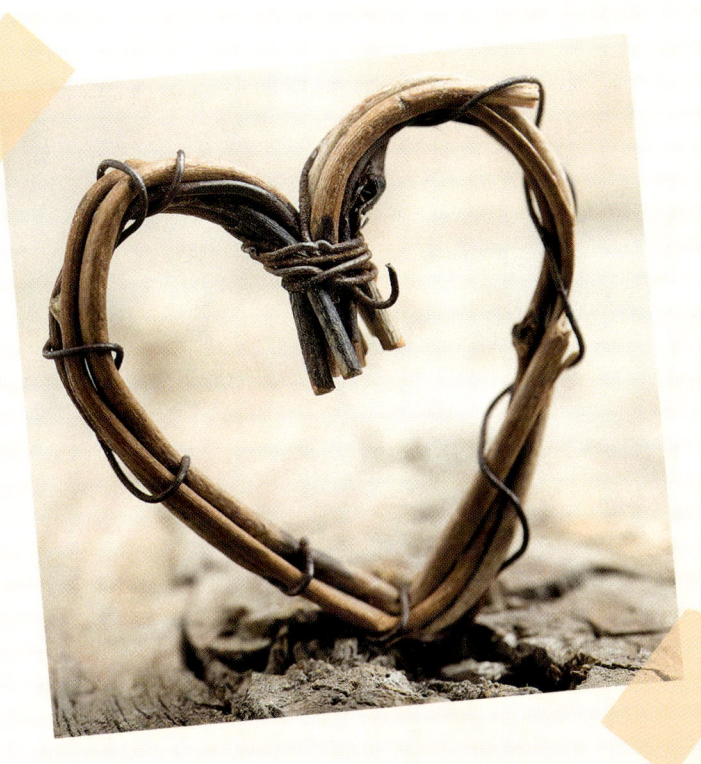

Entbindung in Klinik, Geburtshaus oder zu Hause

In dieser Zeit des Wartens schieben sich immer mehr die Gedanken an die Geburt in den Vordergrund. So ist es wichtig, nicht nur einen Infoabend in einer Geburtsklinik zu besuchen, sondern sich grundsätzlich die Frage nach dem Ort und dem »Wie« der Geburt zu stellen – immer verbunden mit dem Wissen, dass es auch ganz anders kommen kann.

Klinikentbindung

Die Klinikentbindung bietet Ihnen die Möglichkeit, im medizinisch gesicherten Rahmen zu entbinden (wobei hier zu bedenken ist: auch in Kliniken unterlaufen Fehler, kommt es mitunter zu kritischen Situationen, kann das Baby Sauerstoffmangel erleiden etc.). Die Hebamme begleitet im Normalfall die Geburt; ärztliche Unterstützung ist jederzeit verfügbar.

Im Anschluss bleiben Sie in der Regel ca. drei Tage im Krankenhaus (bei einem Kaiserschnitt = Sectio ca. sechs Tage). Sie werden in dieser Zeit von Hebammen und dem Krankenhauspersonal betreut. Auch laufen alle Vorsorgeuntersuchungen des Kindes noch im Krankenhaus (Hörtest, Blutuntersuchung, U1 und U2). Die meisten Häuser bieten das sogenannte »24-Stunden-Rooming-in«. Das heißt, dass das Kind zu jeder Zeit bei Ihnen ist.

Viele Krankenhäuser bieten ca. einmal pro Monat einen Infoabend an, an dem Sie sich die Entbindungsräume und die Wochenstation anschauen, das Haus und das Betreuungsteam kennenlernen können.

Nach einer regelgerecht verlaufenden Entbindung haben Sie und das Kind jederzeit das Recht, nach Hause zu gehen, frühestens aber vier Stunden nach der Geburt. Bei der sogenannten ambulanten Entbindung muss eine durchgehende Hebammenbetreuung zu Hause gewährleistet sein.

Geburtshausentbindung

In fast jeder größeren Stadt gibt es mittlerweile Geburtshäuser bzw. Hebammenpraxen, die ambulante, von Hebammen betreute Geburten durchführen. Hier entspricht das Umfeld eher den häuslichen Gegebenheiten und ist nicht so »klinisch«. Wenn Sie in einem Geburtshaus entbinden möchten, nehmen Sie am besten sehr früh Kontakt zu den Hebammen auf, um gemeinsam das Vorgehen zu planen.

Hausgeburt

Eine Hausgeburt bietet Ihnen die Möglichkeit, ganz intim und geschützt in Ihrer bekannten und vertrauten Umgebung zu entbinden. Sie werden durch die ganze Geburt hindurch von einer Hebamme begleitet und unterstützt und sind zu keinem Zeitpunkt alleine. Viele Frauen, die Hausgeburten erlebt haben, erzählen anschließend begeistert von dieser alternativen Möglichkeit, die den Frauen größtmögliche Selbstbestimmung bietet. Selbst skeptische Väter sind im Nachhinein Befürworter dieses individuellen Geburtserlebnisses. Bei dieser Variante müssen Sie sich allerdings rechtzeitig an eine Hausgeburtshebamme wenden, um mit ihr die Vorteile und Möglichkeiten, aber auch die Grenzen der Hausgeburt individuell zu besprechen.

Kaiserschnitt: Das Für und Wider einer »geplanten Geburt«

Der Kaiserschnitt liegt im Trend. Inzwischen kommen fast ein Drittel aller Babys per Kaiserschnitt auf die Welt. Es ist ganz normal, dass Sie, vor allem wenn Sie das erste Kind erwarten, Ängste haben, wenn Sie an die Geburt denken: Halte ich die Schmerzen aus? Wie erlebt mein Partner die Geburt? Tatsächlich werden Schwangere nicht immer zur natürlichen Geburt ermutigt, andererseits stellt sich die Frage: Warum nicht auch eine Geburt gut vorbereiten und planen? Zu bedenken ist: Auch ein Kaiserschnitt kann Folgen für Mutter und Kind haben. Bei Neugeborenen treten oft Anpassungsprobleme in der Atmung auf, und von vielen Frauen wird die abrupte Geburt emotional oft nur schwer verarbeitet.

Sicher, eine Geburt ist ein gewaltiges Naturereignis, doch Frauen, die sich diesem natürlichen Vorgang ausgesetzt haben, berichten in den meisten Fällen, wie stolz sie darauf sind, wie viele Mütter vor ihnen Uunglaubliches geschafft zu haben und zu sehen, wie stark sie sind. Dies soll Sie ermutigen, sich – unterstützt von Ihrer Hebamme – auf das Geburtsereignis einzulassen und auf Ihre Kraft als Frau zu vertrauen. Dennoch sollten Sie sich bewusst machen, dass es immer anders kommen kann, als Sie es sich vorstellen, und ein Kaiserschnitt in bestimmten Situationen unabdingbar werden kann.

Wenn Sie sich näher mit diesem Thema auseinandersetzen wollen, ist das Buch »Wie Narben an Bauch und Seele heilen können« von Theresia Maria de Jong und Gabriele Kemmler zu empfehlen.

Egal wie Sie sich entscheiden: Sie und auch Ihr Partner müssen bei der getroffenen Entscheidung ein stimmiges »Bauchgefühl« haben und Vertrauen zu der jeweiligen Hebamme entwickeln. Nehmen Sie sich Zeit und lassen Sie sich gut beraten. Denn die Geburt Ihres Kindes, egal wie und wo sie stattfindet, ist ein ganz besonderes und einzigartiges Erlebnis.

Geburtsgeschichte(n)

Nach der Geburt unseres ersten Kindes konnten wir uns eigentlich nicht so recht vorstellen, dass eine Geburt zu Hause möglich wäre. Obwohl unser erstes Kind unproblematisch zur Welt kam, dachten wir, dass ein Mindestmaß an medizinischer »Technik«, an besonderen Räumlichkeiten, Kinderärzten und Hebammen vonnöten sei, damit ein Kind gesund und munter das Licht der Welt erblicken kann.

Während ich mit dem zweiten Kind schwanger war, ermutigte mich eine Freundin immer wieder dazu, ihre eigene Hausgeburts-Hebamme doch mal wenigstens unverbindlich anzurufen, denn das verpflichtet ja noch zu nichts. So kam es dann zu einem Treffen bei uns zu Hause gemeinsam mit meinem Mann. Das Gespräch war für uns sehr überraschend, denn wir erfuhren, dass wir gar nicht so viel organisieren und vorbereiten müssten, wie wir uns das vorgestellt hatten. Wichtig war der Hebamme, dass auch der Mann voll und ganz hinter der Entscheidung für eine Hausgeburt steht, denn dieser wird im entscheidenden Moment gebraucht. Zum ersten Mal wurde mir vermittelt, dass eine Geburt eine ganz natürliche Sache ist, die einfach »abläuft«, wie es die Natur vorgibt, und dass wir Frauen darauf vertrauen dürfen, dass es die Natur schon richtig eingerichtet hat – in den allermeisten Fällen jedenfalls. Dieser Grundgedanke des

Vertrauens und der »guten Hoffnung«, wie die Zeit der Schwangerschaft ja auch heißt, zog sich durch alle weiteren Gespräche, die wir mit unserer Hebamme hatten. Gegen Ende der Schwangerschaft war klar, dass wir es probieren würden.

Als dann an einem heißen Sommerabend die Wehen einsetzten, war mein erster Gedanke: »Ich habe keine Lust auf das, was jetzt kommt.« Unvermeidlich wurden die Wehen stärker und ich ging im Flur unserer Wohnung auf und ab. Wir riefen die Hebamme an, die mich nach dem Abstand der Wehen fragte. Sie hielt es noch nicht für eilig und bat uns, sie auf dem Laufenden zu halten. Abwechselnd hockte ich in der Hocke auf dem Boden oder lief auf und ab. Beim zweiten Anruf fuhr die Hebamme sofort los, und als sie zwanzig Minuten später da war, hockte ich im Vierfüßlerstand vor dem Bett und hatte schon fast Presswehen. Ich hatte keine Zeit, an etwas Bestimmtes zu denken, schon gar nicht an Ängste oder Sorgen. Ich machte einfach, was mein Körper mir vorgab. Als dann die Fruchtblase platzte, kam die erste Presswehe. Die Hebamme hatte Folien und Tücher untergelegt, die sie nun wegtat und durch frische ersetzte. Mein Mann stützte mich die ganze Zeit am Kopf. Die Hebamme ließ mich schließlich den Kopf des Kindes fühlen, der schon tastbar war. Dies gab mir viel Motivation und bei der nächsten Presswehe presste ich den Kopf heraus. Nur einmal hatte seitdem die Hebamme nach den Herztönen des

Kindes geschaut. Bei der nächsten Presswehe hatte ich keine Kraft mehr zum Pressen, aber bei der folgenden war der Kleine dann da, eineinhalb Stunden nach der ersten Wehe. Er schrie gleich und mir ging es gut. Erst jetzt sah ich, dass mein Mann eine Kerze im Schlafzimmer angezündet hatte, schon vor der Geburt. Die Hebamme war noch eine Weile mit Aufräumen und Aufschreiben der ganzen Formalitäten, natürlich auch mit der ersten Untersuchung des Kindes beschäftigt.

Die Wochenbettzeit, die folgte, war ruhig und sehr schön und wir waren einfach nur froh, zu Hause zu sein.

Simone, 3 Kinder

Die Geburt von Emilia

Die Zeit der Schwangerschaft und Geburt unserer Tochter Emilia war die schönste und aufregendste in meinem bisherigen Leben. Gott sei Dank verlief beides ohne Komplikationen. Mir ging es die meiste Zeit über sehr gut, sodass ich mich in Ruhe auf die Geburt des kleinen Wesens vorbereiten konnte.

Ich habe viel gelesen und mich mit Freundinnen ausgetauscht über ihre Zeit der Schwangerschaft. Und mit der Zeit ist die Vorfreude auf die Geburt immer größer geworden. Aber von Woche zu Woche wuchs auch die Ungeduld und so waren die letzten drei Wochen nur noch

ein Warten. Emilia ließ sich Zeit und zu unserer Sorge waren in den letzten Tagen die Herztöne auf dem CTG beim Frauenarzt ständig tief, sodass ich dauernd zur Kontrolle gehen musste. Nachdem der errechnete Geburtstermin dann gekommen bzw. überschritten war, haben wir uns mit unserer Hebamme Jennifer entschieden, homöopathische Mittel einzusetzen, um das Einsetzen der Wehen zu beschleunigen.

Sechs Tage nach dem errechneten Termin haben die Wehen langsam eingesetzt. Bald darauf kam Jennifer zu uns nach Hause und alles war noch sehr entspannt. Wir tranken zusammen Tee, unterhielten uns und zwischendurch kam eine kleine Wehe. Und obwohl mich Jennifer darauf hinwies, habe ich nicht geglaubt, dass diese noch viel stärker werden würden. Regelmäßiger ja, aber wirklich viel stärker?!

Um die Prozedur etwas zu beschleunigen, bekam ich Akupunkturnadeln gestochen, musste unzählige Treppenstufen laufen, spazieren gehen und baden. Viel hat sich aber nicht getan und so beschloss Jennifer nach Hause zu gehen und vier Stunden später wieder zu kommen. Ich habe noch mal gut zu Mittag gegessen (so viel würde ich das nächste Mal nicht mehr essen) und mich aufs Ohr gelegt.

Ich wollte nach Möglichkeit eine natürliche Geburt und ich hatte erstaunlicherweise nie Angst davor. Die mir viel beschriebenen Wehenschmerzen wollte und konnte ich mir nicht vorstellen. Im Nachhinein muss ich sagen, dass ich eine eher romantische Vorstellung von dem Geburtsereignis hatte.

Nach einiger Zeit bin ich aufgewacht, weil die Schmerzen immer stärker wurden. Als Jennifer um 16.00 Uhr zurückkam, hatte ich schon regelmäßige Wehen im Abstand von fünf Minuten. Diese wurden durch einen erneuten Gang in die Badewanne nochmals verstärkt. Der Wehenschmerz hat alle meine Vorstellungen übertroffen!

Nach unzähligen Wehen und weiteren zwei Stunden sind wir dann so gegen 19.00 Uhr ins Krankenhaus, wo Martina, die zweite Hebamme, uns schon erwartet hat. Ich war froh, endlich im Krankenhaus angekommen zu sein, weil der Weg dorthin sehr anstrengend war, dann kam jetzt noch eine große Übelkeit hinzu und das Gefühl, mich jederzeit übergeben zu müssen, was dann kurz darauf auch geschah.

Im Kreißsaal angekommen habe ich eine gewisse Erleichterung gespürt, denn ich wusste, egal wie schwierig es noch wird, mein Mann und meine zwei Hebammen sind da und lassen mich nicht allein. Das war mir in dieser Situation sehr wichtig.

Ich bin relativ zügig wieder in die Badewanne. Von dem Zeitpunkt an kam dann eine Wehe auf die andere. Ich hatte das Gefühl, überhaupt keine Pause mehr zu haben, und spätestens jetzt glaubte ich, keine Kraft mehr zu haben. Wenn mir

jetzt jemand eine PDA und einen Kaiserschnitt angeboten hätte, hätte ich möglicherweise dankbar zugestimmt. Das wäre jedoch in meinem Fall völlig überflüssig gewesen und hätte mir auch das volle Erlebnis der Geburt genommen.

Nachdem die Fruchtblase geplatzt war, haben schließlich die Presswehen eingesetzt. Das war auch hart, aber jetzt war ich nicht mehr so ohnmächtig den Schmerzen ausgeliefert, sondern konnte auch selbst etwas tun. Meine Gedanken waren: Je mehr du dich jetzt anstrengst und je besser du die Anweisungen deiner Hebammen befolgst, desto schneller ist es vorbei.

Es fällt mir schwer, die letzten Stunden in Worte zu fassen. Da wirken Kräfte auf die Frau ein, die weder vorstellbar noch erklärbar sind. Und trotz aller Hilfe ist man dieser Naturgewalt doch alleine ausgesetzt.

Man sagt von Menschen, die sterben und in eine andere Welt hinübergehen, dass sie alle Hüllen fallen lassen. Der Mensch wird schlicht und reagiert wie ein Kind, ohne sich selbst kontrollieren zu müssen und zu können. Möglicherweise passiert etwas Ähnliches bei der Geburt. Man hilft einem kleinen Menschen, von einer Welt in die andere geboren zu werden. In diesen Momenten wird alles andere egal. Jede Etikette, jede Kontrolle und Selbstbeherrschtheit fallen und in dem Augenblick, wo das kleine Wesen das Licht der Welt erblickt, beginnt auch für die Mutter ein neues Leben, zumindest habe ich es so empfunden. In dem Moment, als Emilia geboren wurde und mir auf die Brust gelegt wurde, hat etwas Neues begonnen. Ich hatte Gefühle, wie ich sie noch nie in meinem Leben hatte, und trotz aller Erschöpfung fühlte ich mich wie neu geboren.

Die Stunden im Kreißsaal, der Moment, in dem Emilia mir auf die Brust gelegt wurde und von selbst zu trinken begann, ihr wacher Blick gleich nach der Geburt, all das werde ich nie vergessen.

Was ich allerdings einen Tag später bereits vergessen hatte, ist die Art, wie sich der Wehenschmerz angefühlt hat. Ich weiß, wie es sich anfühlt, wenn man sich z. B. verbrennt, aber an den Wehenschmerz kann ich mich nicht mehr erinnern. Das ist auch gut so.

Sandra, ein Kind

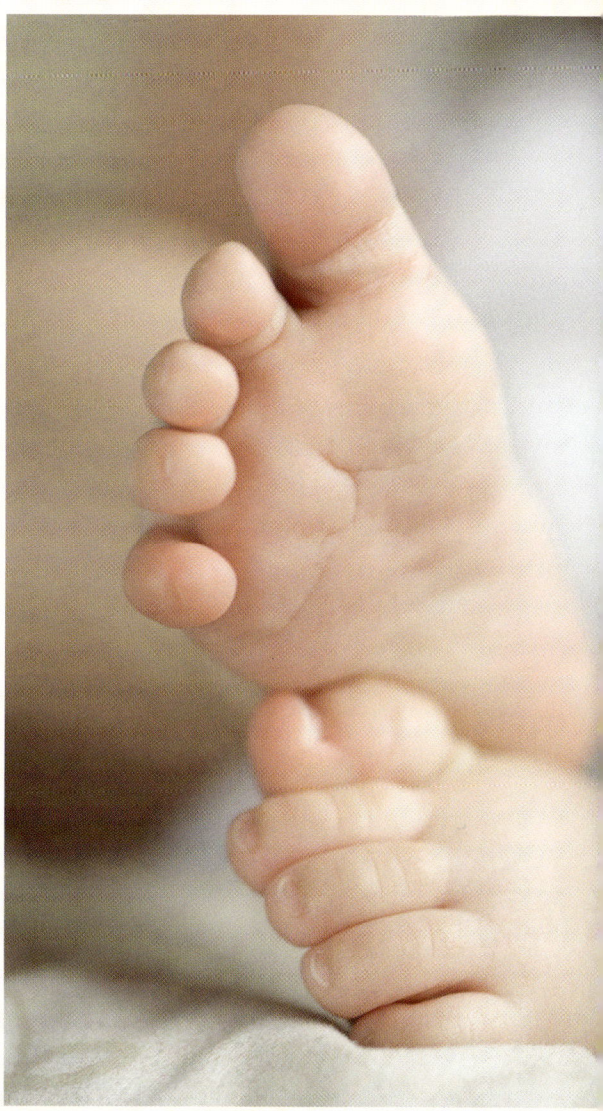

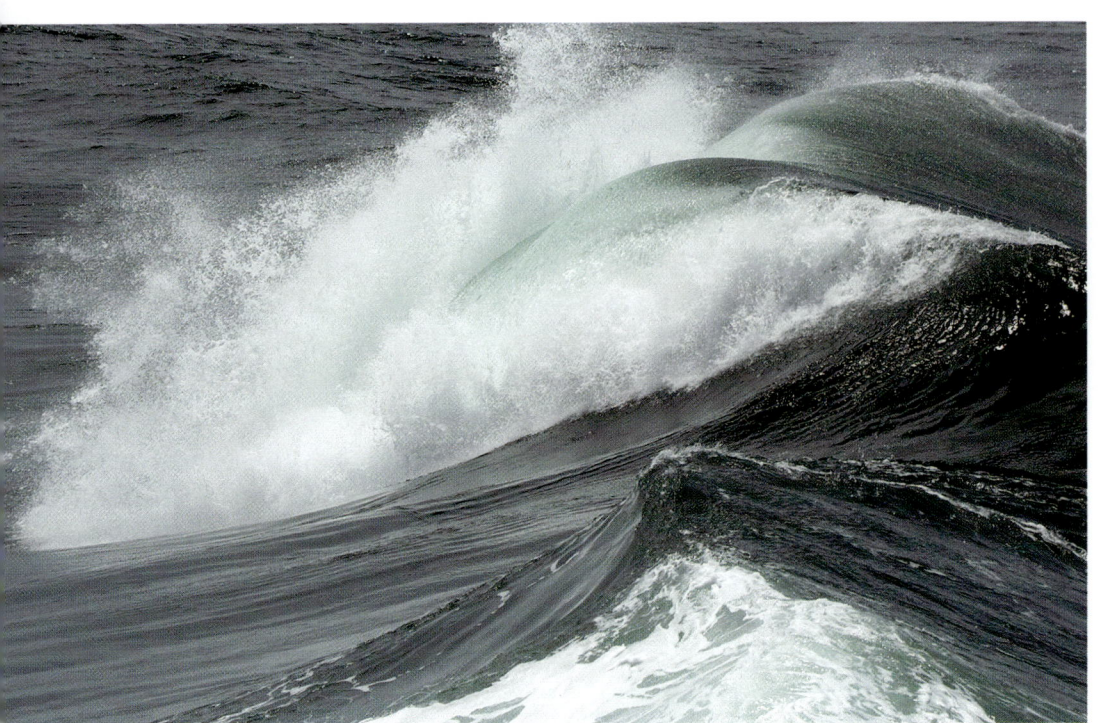

Umgeworfen

Umgeworfen von der Kraft
jeder Wehe
an die Grenze gekommen
mit jeder Wehe mehr

Umgeworfen von der Kraft
der Natur
mich an sie hingebend
erfahre ich neue Kraft
für mein Leben
umwerfend!

CLAUDIA PFRANG

Über den Schmerz

Möglicherweise machen Sie sich hin und wieder Gedanken darüber, ob und wie Sie den Geburtsschmerz aushalten werden. Allein schon ein Wechsel der Blickrichtung, auf die man sich manchmal innerlich eingestellt hat, kann helfen, den Schmerz anders zu bewerten.

Vielfach wurde in der Vergangenheit im klinischen Zusammenhang vermittelt: Eine Gebärende ist eine Patientin. Der Begriff kommt aus dem Lateinischen und bedeutet: »erdulden, leiden«. Folge eines solchen Bildes ist: Die Patientin braucht ärztliche Unterstützung; im Bedarfsfall »wird sie entbunden«. Die Frau bleibt dabei passiv. Sie lässt dic Dinge, die für sie entschieden werden, über sich ergehen. Schmerzen sind in einer solchen Sichtweise etwas Negatives und werden medizinisch »bekämpft«. Entscheidungen im Zusammenhang mit der Geburt treffen in einem solchen Verständnishorizont das Klinikpersonal, Ärzte und Hebammen.

Heute ist aber auch eine ganz andere Herangehensweise möglich: Eine Frau, die ermutigt und mit Selbstbewusstsein in die Geburt hineingeht, weiß, dass sie von ihrer Hebamme und ggf. von ihrem Partner nach besten Kräften unterstützt werden wird. Sie weiß, dass sie während des Geburtsverlaufs Entscheidungen treffen darf (z. B. hinsichtlich der Gebärposition) und dass sie selbst diejenige ist, die kraftvoll und aus eigener Stärke heraus ihr Kind gebären kann. Schmerzen können für eine im Vorfeld ermutigte und vorbereitete Frau als eine ganz eigene, wertvolle Erfahrung erlebt werden. Jede Geburt ist ein gewaltiges, ein elementares Ereignis, in dem eine Frau über ihre bisher erlebten Grenzen hinausgeht, um einem neuen Menschen Raum zu geben. Dieses schmerzhafte Geschehen zu akzeptieren, einverstanden zu sein damit, dass die Kraft der Wehen nicht selbst zu steuern ist, dass man nicht in der Hand hat, was geschieht, sondern dass man sich diesem gewaltigen Fluss an Energie aussetzen muss, weil nur er etwas Neues ermöglicht, dies ist durchaus eine völlig »umwerfende« Erfahrung. Gerade für Frauen, die es gewohnt sind, bisher alles in ihrem Leben gut geplant und organisiert zu haben, bedeutet das Sich-Einlassen auf die Wucht der Wehen ein Sich-Hingeben an die Kraft der Natur, die man als moderne Frau in dieser Ursprünglichkeit nur selten spürt.

Was den Wehenschmerz in seiner Besonderheit aber ausmacht, ist, dass er, im Gegensatz zu Schmerzen bei einer Krankheit, kein sinnloser Schmerz ist. »Jede Wehe bringt Sie Ihrem Kind näher«, trösten manche Hebammen. Tatsächlich bedeutet ja jede durchgestandene Wehe, dass der Muttermund sich weiter öffnet, dass das Ziel einen Schritt näher rückt. Insofern hilft der Ausdruck »Wehenarbeit«, diesen Zustand akzeptieren zu können. Im Englischen heißen die Wehen übrigens »labor« (Arbeit).

Wehen müssen nicht passiv erduldet werden, Wehen können ganz im Gegenteil sehr aktiv beatmet und bearbeitet werden, und sie bringen ganz konkret das neue Leben näher ans Licht.

Gerade nach solchen Schmerz- und Grenzerfahrungen kommt oft umso stärker ein Moment der Seligkeit, ja, der Heiligkeit und des vollkommenen Glücks.

Solche starken Gefühle sind nur in Grenzbereichen des Lebens möglich, in der Liebe und im Tod, und sie machen wesentlich das Menschsein aus.

Eine Frau, die mit ihren eigenen Kräften durch diese Anspannung und diese Geburtsarbeit hindurchgegangen ist, geht oft sehr ergriffen und gestärkt aus dieser Erfahrung hervor.

Wenn es anders läuft als geplant – Erinnerungen an unser Kind Lukas

»Wissen Sie überhaupt, was Sie an einem gesunden Kind haben?« Diese Frage ging mir damals in der Geburtsklinik immer wieder durch den Kopf, wenn ich mich im Eingangsbereich aufhielt und mein Blick auf die frischgebackenen Mütter mit ihren süßen Babys fiel, die gerade von den Vätern abgeholt wurden, um ihr ganzes Glück in den Maxi-Cosis nach Hause zu bringen.

Und dabei hatte auch bei mir diesmal alles so erwartungsvoll und freudig angefangen:

Was war ich glücklich, als ich nach zwei Abgängen (im 2. und 3. Monat) im 5. Monat angekommen war und »alles in Ordnung« schien.

Natürlich habe ich eine Zeit lang sehr gebibbert, ob wir die ersten Monate heil und gesund überstehen. Ich hatte einen sehr nüchternen Frauenarzt; er meinte nur: »Neue Chance – neues Glück!« Das tat mir gut und ich bemühte mich, in den ersten Monaten noch keine Gefühle aufkommen zu lassen, denn »es könnte ja wieder schiefgehen«.

Mein Bauch wuchs und mit ihm auch meine Zuversicht, dass diesmal alles gut gehen würde.

Etwa um die 18. SSW spürte ich erste Kindsbewegungen – und ich war glücklich und voller Hoffnung. Auch von ärztlicher Seite schien alles bestens bis zu jenem Tag in der 29. SSW, an dem ich mit Wehen morgens um fünf Uhr aufwachte.

Schon die Wochen vorher hatte ich ein inneres beklemmendes Gefühl: Irgendetwas stimmte nicht; mein Kind strampelte nicht mehr so in mir, wie ich es aus der Anfangszeit kannte. Mir war, als würden die Bewegungen schwächer und schwächer. Ich ließ mir aber einreden, dass ich wohl »übersensibel« sei aufgrund der vorherigen Erlebnisse.

Ja, und da lag ich nun und hatte furchtbare Kreuzschmerzen, die sich dann in der Klinik als Wehen herausstellten. Sofort bekam ich wehenhemmende Infusionen und hatte große Schuldgefühle, weil ich meinte, zu viel gearbeitet zu haben.

Drei Tage später lag ich wieder auf der Liege vor dem Ultraschall – und da kam die Hiobs-Botschaft: »Mit Ihrem Kind stimmt was nicht!« Es bewege sich kaum und habe Wasser im Brustkorb eingelagert. Ich müsse sofort in eine Spezialklinik nach München verlegt werden.

Für mich brach eine Welt zusammen. Tränenüberströmt bin ich irgendwie in mein Krankenzimmer zurückgekommen, um meinem Mann Bescheid zu geben. Zwei Stunden später befand ich mich auch schon im Krankenwagen auf dem Weg nach München.

Ich werde nie vergessen, wie der Arzt, der mich in der Frauenklinik untersuchte, gesagt hat: »Wir werden alles tun, um Ihnen zu helfen – aber es kann auch sein, dass Ihr Kind da drin in Frieden sterben möchte.«

Ich bekam schreckliche Wut auf ihn: Wovon redet der? Vom Sterben? Ich werde mein Kind zum LEBEN gebären!

Nach unzähligen Ultraschalluntersuchungen, nach einer Fruchtwasseruntersuchung, nach einer Nabelschnurpunktion, nach drei- oder viermaligem Punktieren meines Bauches, um Fruchtwasser (das viel zu viel war) abzulassen, stand nur so viel fest: Unser Kind hat keine chromosomale Störung, weist aber gravierende »Fehlfunktionen« auf. Es bestehe wenig Hoffnung auf ein Überleben.

Da lag ich nun inmitten all dieser ärztlichen Bemühungen, Klarheit und Hilfe in meinen »Fall« zu bringen, in meinem Zimmer …

Obwohl diese Zeit äußerlich gesehen so schwer war, war ich mir selbst und dem göttlichen Urgrund so nahe wie nie zuvor.

Fünf Wochen war ich insgesamt im Krankenhaus. Die Zeit verging wie im Flug.

Ich durfte mir Zeit nehmen – Zeit zum Weinen und Zeit zum Hoffen; Zeit, wütend zu sein auf mein Schicksal, und Zeit, vertrauensvoll alles in SEINE Hände zu legen, Zeit, mittendrin auch mal zu lachen, und Zeit, zu träumen, wie wohl unsere glückliche Familie ausschaue …

Dabei war die Zeit mit meinem Mann Stephan wohl die intensivste, die wir bis dahin miteinander erlebt hatten. Er konnte mich Gott sei Dank sehr oft besuchen und verbrachte viele Nachmittage an meinem Bett. Wir träumten gemeinsam davon, wie ab jetzt wohl alles gut gehen würde, und stützten uns gegenseitig beim Weinen, wenn wieder irgendeine schlechte Nachricht kam.

Aber wir gaben nicht auf! Wir wollten um das Leben unseres Kindes mit allen Mitteln kämpfen, die es gab. So gaben wir auch unsere Zustimmung, dass unser Kind durch meine Bauchdecke hindurch operiert wird und eine Drainage zu beiden Seiten des Brustkorbs gelegt bekommt.

Die Hoffnung stirbt zuletzt. Immer war ein Fünkchen Zuversicht da, ein »Ab jetzt geht's aufwärts!«.

Natürlich war die Enttäuschung entsprechend groß, wenn sich keine Besserung abzeichnete.

Inmitten der Prozeduren spürte ich plötzlich ein großes Bedürfnis, zu wissen, ob es ein Junge oder ein Mädchen ist, das in meinem Bauch so viel mit mir durchmacht und leidet. Ich spürte das Verlangen, »es« anzureden und wenigstens noch die restliche Zeit, die das Kind im Bauch bei mir lebt, mit ihm zu kommunizieren. Es stellte sich heraus – was ich intuitiv vorher schon spürte –, dass es ein Junge ist. Wir hatten den für uns schönsten Namen für ihn ausgesucht: Lukas.

Es war eine intensive Zeit, die ich nun mit ihm erlebte. Oft redete ich mit ihm, streichelte ihn durch meinen Bauch, sagte ihm aber auch klar und deutlich, dass er sich nun endlich ein bisschen bewegen solle … Es war schön, mit meinem Mann, mit meiner Verwandtschaft über Lukas zu sprechen, darauf stolz zu sein, dass er in meinem Bauch heranwächst (das wäre ich bei einem Mädchen natürlich genauso gewesen).

Als von ärztlicher Seite von »schweren Behinderungen« die Rede war, wusste ich plötzlich nicht mehr, was ich mir wünschen sollte: dass er lebt oder dass er sterben darf. Ja, der Gedanke an ein schwerstbehindertes Kind, das nur noch durch Maschinen am Leben erhalten würde, war für mich kaum zu ertragen. Würde ich es als Mutter, würden wir es als Eltern »schaffen«?

Die ärztliche Prognose nahm uns schließlich dieses »Problem« ab: Unser Lukas werde nicht atmen können und wir müssten uns darauf einstellen, dass er kurz nach der Geburt sterbe.

Das war der nächste Schock: Ich solle unser Kind auf normalem Weg zur Welt bringen, das sei für mich körperlich und psychisch gesehen wichtig. Und ich wollte doch davonlaufen, träumte von einem Kaiserschnitt, wo ich nichts von dem schrecklichen Tod mitbekommen würde …

Im Nachhinein ist es das Beste gewesen, was mir passieren konnte, nämlich Lukas natürlich zu gebären, und ich kann es nur jeder Frau, die in eine ähnliche Lage kommen sollte, dringend empfehlen.

Der Geburt voran ging aber ein zähes Ringen mit dem Geburtstermin: Die Ärzte rieten mir in der 34. SSW, die

Geburt einzuleiten. Ich aber war immer noch zu einem großen Teil von der Hoffnung besetzt, dass es doch noch »den großen Schub« gebe und alles sich zum Guten wenden würde.

Damals schrieb ich meinem Kind einen Brief:

Lieber Lukas,
  mein geliebtes Kind,

33 Wochen bist du nun schon in mir – und nun sollst du gehen?

  Der Gedanke daran schmerzt unendlich; ich möchte mit aller Kraft für dich kämpfen!

  Ja, Lukas, mein Schatz, du gehörst zu uns, zu deinem Papa und zu mir, deiner Mama. Warum nur wurde dir die Lebenskraft genommen? Was um alles in der Welt ist nur geschehen? Wie soll es weitergehen?

  Möchtest du dich nun bald von uns verabschieden? Kann ich dir das antun, wenn am Ende der Tod auf dich wartet? Oder soll ich dich noch behüten und beschützen; für dich kämpfen?

  In mir drin bist du gut aufgehoben. Oder auch da nicht?

  Hast du dich schon abgewendet von diesem Leben, stehst schon an der Schwelle und wartest auf den Übergang?

  Lukas, mein liebes Kind, es ist so schwer für mich, das alles zu begreifen.

  Kann ich den Ärzten vertrauen mit ihrer Prognose, dass in sieben Wochen dein Zustand auch nicht besser wird?

  Lukas, was soll ich, was sollen wir nur tun?

Bitte gib uns ein Zeichen, wohin du gehen willst, was vielleicht auch deine Bestimmung ist.

In unendlicher Liebe,
deine Mama

Nachdem ich zwei andere Ärzte um ihre Prognose gefragt hatte, willigte ich schweren Herzens eine Woche später ein, die wehenhemmende Infusion zu beenden. Tatsächlich stellten sich einige Stunden später erste Wehen ein, doch es ging alles nur sehr langsam voran. Glücklicherweise konnte mein Mann Tag und Nacht bei mir sein und wir standen die schweren Stunden gemeinsam durch, was uns später ungemein verbinden sollte.

Weil nach 12 Stunden der Muttermund sich nicht recht bewegen wollte, riet uns eine Ärztin, im Krankenhaus herumzugehen, Treppen zu steigen.

Unser Weg führte als Erstes in die Krankenhauskapelle. Ich erinnere mich, dass dort ein sehr großes, überdimensionales Kreuz an der Wand befestigt war. Ich stellte mich in meinem Schmerz darunter und wusste auf einmal, warum ER diesen schrecklichen und grausamen Tod am Kreuz zu erleiden hatte: ER ist selbst in die fürchterlichsten Abgründe menschlichen Daseins hinabgestiegen, ER weiß, wie das ist, ER kennt meine Verzweiflung, meine Ängste, meine Traurigkeit, meine Schmerzen …
ER leidet mit mir!!!

In dieser Solidarität ließ ich auf mich zukommen, was da zukommen wollte: Nach langem Ringen konnte ich unser Kind Lukas selbst auf die Welt bringen; ich war unheimlich stolz darauf, es trotz Steißlage geschafft zu haben. Lukas ersparte uns, mitansehen zu müssen, wie er stirbt. Er starb noch während der letzten Presswehen.

Als die Hebamme, die sehr einfühlsam und liebevoll war, mir mein totes Kind bald nach der Geburt in die Arme legte, war ich glückselig! Ja, die Glückshormone, die mein Körper während der Geburt produzierte, überschwemmten mich förmlich. So konnte ich lächelnd meinen Mann trösten, der weinend und schluchzend über mich und mein Kind gebeugt war. Nach einiger Zeit taufte mein Mann unser Kind (da wir vorher nicht wussten, wann unser Kind zur Welt kommen werde, hatten wir selbst alles vorbereitet: Ein befreundeter Pfarrer gab uns Chrisam und meine Schwester fertigte als Taufpatin eine wunderschöne Taufkerze, die zu dieser nächtlichen Stunde angezündet wurde).

Eine feierliche Stille, ein Strahlen und Leuchten breitete sich in dem sonst so sterilen Raum aus. Ich spürte und wusste: Lukas' Seele ist ganz nahe bei uns! Ihr Glanz war für mich ganz deutlich wahrzunehmen – über uns, um uns herum. Ich konnte meinen Blick aber kaum von Lukas' totem Körper lassen: So schön war er in meinen mütterlichen Augen, ja, ich fand, er war das schönste Baby, das es gab!

Nach einiger Zeit lud die Hebamme meinen Mann ein, Lukas zu baden und beim Wiegen und Messen dabei zu sein. So konnte er auf seine Weise unserem Kind ganz nahe sein und gleichzeitig von ihm Abschied nehmen.

Nachdem wir noch stundenlang mit dem gebadeten Körper unseres Kindes zusammen waren, verabschiedeten wir uns. Und diesmal weinten wir beide. Lukas wurde in den Kühlraum des Krankenhauses gebracht. Meine große Trauer mündete aber in eine riesige Erschöpfung, sodass ich bald einschlief.

Am nächsten Tag kam mir alles vor wie ein Film. Und das große Bedürfnis wuchs, mein Kind noch mal zu sehen. Die Enttäuschung war groß, als eine Krankenschwester uns den eiskalten, blutunterlaufenen kleinen Körper von Lukas in die Arme legte. Nein, das war nicht mehr unser Kind. Das Wesentliche musste woanders sein. Jetzt erst spürte ich den Schmerz des Verlustes stechend wie nie zuvor. Trauer, Verzweiflung, Wut – alles mischte sich in die schier endlosen Tränen, die ich vergoss.

Es war eine schwere Zeit, die nun anbrach. Die Organisation der Beerdigung riss uns ein Stück aus der Depression. Es war auf seine Art und Weise schön, noch etwas »für Lukas tun« zu können, seine Trauerfeier zu gestalten, ein Sterbebild für ihn zu entwerfen, damit die engsten Verwandten ein Andenken an ihn haben.

Als wir auf dem Weg von der Trauerfeier in der Kirche zum Grab waren, tobten im benachbarten Kindergarten gerade die Kinder auf der Wiese herum und ich fragte mich wieder: »Ob die Mütter dieser Kinder wissen, was sie an ihren gesunden Kindern haben?«

Nun bin ich Mutter von drei Kindern. Während ich diese Zeilen schreibe, wird mir bewusst, dass ich mitten im Familienalltag auch oft vergesse, »was ich an meinen gesunden Kindern habe«. Aber immer wieder befällt mich ein Gefühl der Dankbarkeit, Dankbarkeit dem Leben gegenüber, dass alles so kam, wie es war und ist.

Waltraud, heute Mutter von drei gesunden Kindern

Hilfreiche Literatur zum Thema »Verlust des Kindes«, die uns betroffene Mütter empfohlen haben, finden Sie im Anhang dieses Buches.

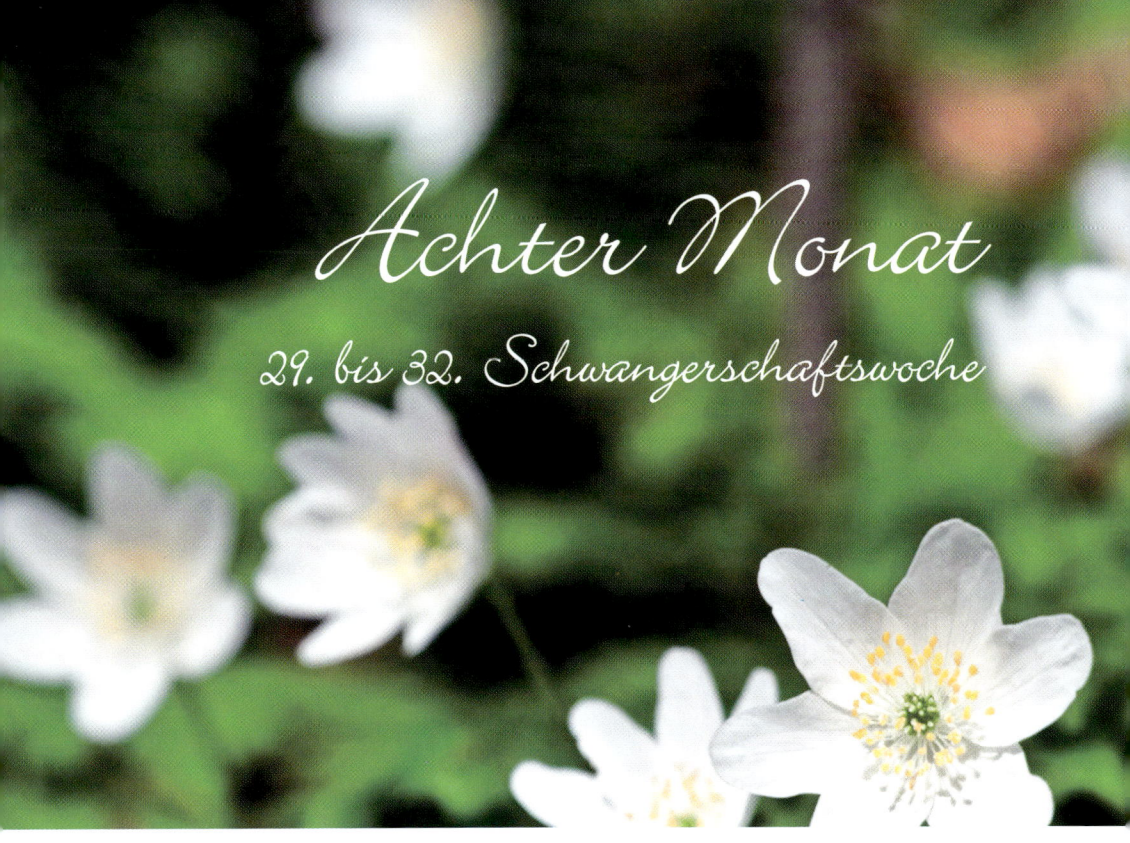

Achter Monat

29. bis 32. Schwangerschaftswoche

Welche Freude
    wird es sein,
wenn's im Frühlingsfeld
laufen kann
    im Sonnenschein
durch die Blumenwelt!

HOFFMANN VON FALLERSLEBEN

Was in meinem Körper passiert

In den vier Wochen des achten Monats verdoppelt das Kind sein Gewicht. Nach diesem Wachstumsschub wiegt das Ungeborene ca. 2000 g und der Platz in der Gebärmutter wird allmählich weniger. Aus diesem Grund liegen nun die meisten Kinder mit dem Kopf nach unten. Sie haben aber durchaus noch die Möglichkeit, sich hin und her zu drehen.

Alle Organe sind nun nahezu vollständig entwickelt. Eine Ausnahme ist die Lunge, die erst in der 35. Schwangerschaftswoche endgültig ausgereift ist. Daher sind Atemübungen für das Kind in dieser Zeit besonders wichtig. Oftmals enden diese Versuche in einem Schluckauf, den sie als rhythmische Zuckungen im Bauch spüren.

Auch andere Reflexe werden geübt und trainiert. Berühren die Füße die Gebärmutterwand, wird der später wichtige Schreit- und Kriechreflex ausgelöst. Ein weiterer Reflex ist der Saugreflex. Dieser wird direkt nach der Geburt wichtig, damit das Kind die erste Muttermilch trinken kann.

Wie geht es mir?

Die Gedanken der meisten Frauen konzentrieren sich jetzt schon deutlich auf die Geburt. Werde ich die Schmerzen aushalten? Werde ich die Geburt gut überstehen?

Gleichzeitig wächst die Vorfreude auf das Baby und die gemeinsame Zeit mit ihm immer mehr. Sicher ist Ihr Kontakt zum Ungeborenen viel intensiver geworden und Sie befinden sich in Gedanken häufiger im Zwiegespräch mit ihm.

Vielleicht nehmen Sie sich selbst jetzt auch als noch sensibler und empfindsam als vor der Schwangerschaft wahr. Viele Frauen brechen schneller in Tränen aus und fühlen sich verletzbarer. In der Partnerschaft kann das zu Spannungen führen – vielleicht fühlt sich Ihr Partner manchmal von den Gefühlsausbrüchen überrumpelt oder überfordert. Versuchen Sie, sich selbst auch mit innerem Humor daran zu erinnern, dass Sie sich in einer »Ausnahmesituation« befinden, die manche Auseinandersetzungen dramatischer erscheinen lässt, als sie in Wirklichkeit sind. Geduld nicht nur mit sich selbst,

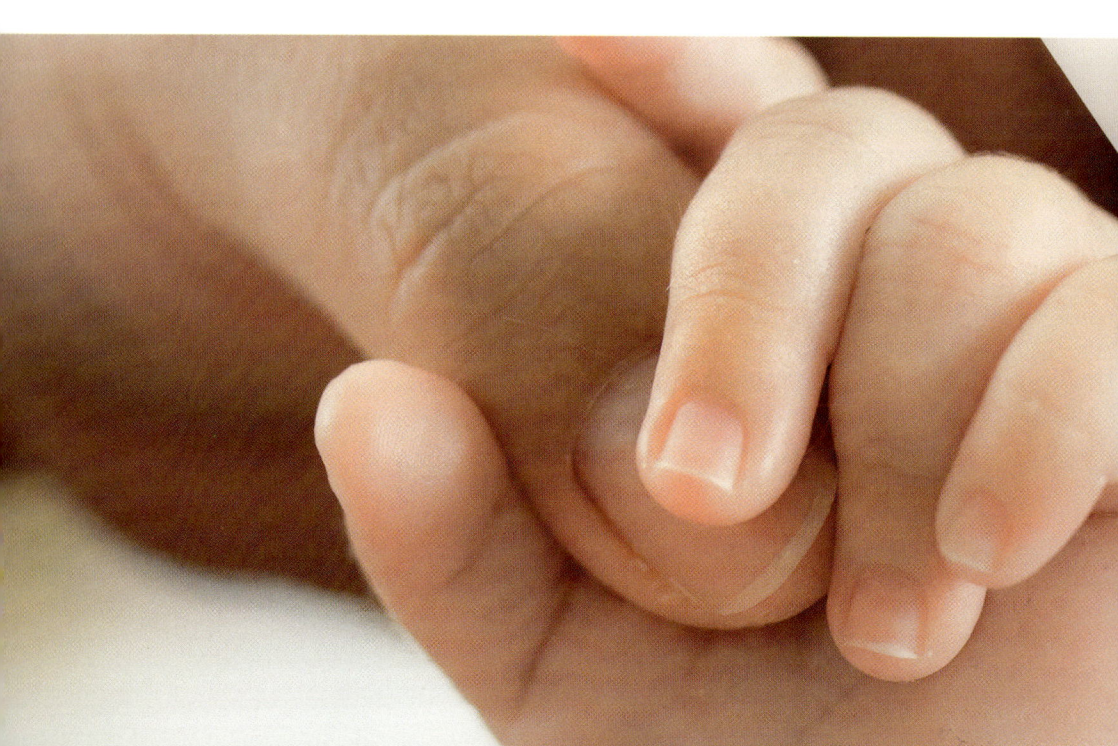

sondern auch mit Ihrem Partner zu haben, ist sicher auch für die kommenden Monate eine sinnvolle Übung.

Ein kleines Ritual könnte es sein, sich bereits am Morgen drei Murmeln oder etwas Ähnliches in die Hosentasche zu stecken oder in der Küche in eine Tasse zu legen. Im Laufe des Tages darf immer dann, wenn etwas Ermutigendes oder Erfreuliches oder Erheiterndes geschehen ist, eine Murmel von der rechten in die linke Hosentasche wandern oder von der vollen in die daneben stehende leere Kaffeetasse gelegt werden. Am Ende des Tages kann Ihnen das Murmelritual verdeutlichen, dass Ihre Warte-Zeit – trotz mancher inneren Anspannung und ungeduldigem Ärger – angefüllt ist mit schönen und froh machenden Erlebnissen.

Vielleicht hilft es auch, sich täglich drei positive Dinge über den Partner zu sagen, um sich zu erinnern, dass selbst in angespannten Paar-Zeiten der Boden an schönen gemeinsamen Erfahrungen tragfähig und sicher ist.

Was ein Kind braucht – die Schutzhülle fürs Leben

Eine besondere Freude kann es sein, die ersten Kleidungsstücke für das Kind zu sichten. Die Ausstattung muss nicht aus Neuanschaffungen bestehen! Sicher treten Freunde und Verwandte an Sie heran und bieten Kinderkleidung an. Wenn nicht, dann fragen Sie doch bei Bekannten mit Kindern nach. Viele verleihen gerne ihre Babysachen. Was Ihnen dann noch fehlt, lässt sich problemlos auf Basaren und in Secondhandgeschäften zusammensuchen. Oft ist es auch günstig abzuwarten, was Sie zur Geburt alles geschenkt bekommen.

Während Sie die Kleidung sortieren, besteht die Gelegenheit, folgende Fragen zu durchdenken: Womit möchte ich mein Kind unabhängig von der äußeren Stoffschicht »bekleiden«? Wie möchte ich es »innerlich« wärmen? Welche »Schutzhülle« wünsche ich ihm für sein Leben?

Man braucht wirklich so wenig, um die Hände und das Herz von Kindern zu füllen.

THOMAS CULHANE (1801–1885), irischer Schriftsteller

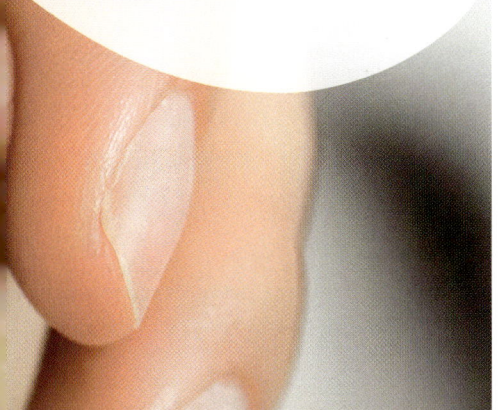

Notieren Sie doch hier Ihre Gedanken zu diesem wichtigen Thema!

Anziehen
Erziehen
Wir ziehen sie an – unsere Kinder
Wir erziehen sie – unsere Kinder

Womit ziehen wir sie an?
Wohin ziehen wir sie?

Anziehen für das Leben
dem Kind geben
was es braucht – Liebe.
Erziehen für das Leben
dem Kind geben
was es braucht – Liebe.
Mehr braucht es nicht.

CLAUDIA PFRANG

Julia

Alles in allem muss man diesen neuen Lebensabschnitt ganz von vorne anfangen, ohne genau zu wissen, was auf einen zukommt. Außer, dass es noch nie so wichtig war, einen gemeinsamen Weg zu finden und ihn gemeinsam zu gehen.

Man hat die Verantwortung und die riesige Aufgabe, einen so kleinen hilflosen Menschen zu beschützen und zu erziehen. Eigentlich hat man keine Ahnung wie. Man muss alles erst lernen und vor allem sich kennenlernen. Man muss sich überlegen, wie will ich oder besser gesagt und noch viel schwerer: Wie wollen wir unsere Kinder erziehen?

Falls Sie in den ersten Lebenstagen des Babys »das Pucken« praktizieren wollen (fragen Sie Ihre Hebamme danach), kann dies auch zum äußeren Zeichen dafür werden, dass wir als Eltern unserem zunächst nackten Kind nach und nach manches (ungefragt) »anziehen« – hoffentlich behutsam.

Das Pucken stellt eine Form des Umwickelns des Neugeborenen mit einem großen weichen Baumwolltuch oder einem Pucksack (Strickanleitung siehe 3. Monat) dar. Gleichzeitig trägt dabei das Kind am Unterkörper noch keine Kleidung, wie z. B. einen Strampelanzug, sondern nur eine Windel. Diese erste und langsame Gewöhnung des Kindes an eng anliegende Stoffe erlaubt dem Baby, noch wie zuvor im Mutterleib seine eigene Haut, z. B. beim Strampeln, zu spüren. Zumindest die Beinchen können so noch in Hautkontakt miteinander stehen und somit vertraute Gefühle an die Zeit im Bauch hervorrufen. Denn machen Sie sich bewusst: Permanent Kleidung auf der Haut zu spüren ist für das Kind, das neunmonatige FKK-Zeit genossen hat, völlig ungewohnt.

Wie auch immer Sie in den ersten Wochen Ihr Baby pflegen und versorgen wollen, seien Sie sich sicher, dass es zu fast allen Themen auch Alternativen gibt, über die es sich zu informieren lohnt, besonders zum Thema Wickeln und Impfen.

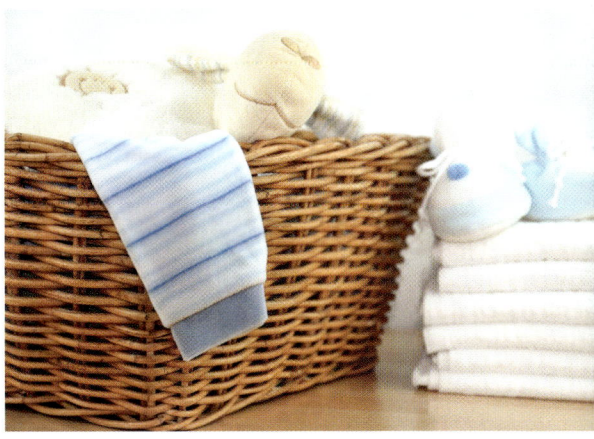

Wen du brauchst
Einen zum Küssen und Augen-Zubinden,
einen zum Lustige-Streiche-Erfinden.
Einen zum Regenbogen-suchen-Gehn'
Und eine zum Fest-auf-dem Boden-Stehn.
Einen zum Brüllen, zum Leise-Sein einen,
einen zum Lachen und einen zum
    Weinen.
Auf jeden Fall einen, der dich mag,
heute und morgen und jeden Tag.

REGINA SCHWARZ

Verbindung zu anderen suchen

Vielleicht ist es für Sie eine schöne Geste, einen gewissen Betrag für Kinder in ärmeren Teilen der Erde zu spenden und dafür auf allzu viele Neueinkäufe zu verzichten, die zwar einem selbst Freude machen, aber für Ihr Kind absolut bedeutungslos sind. Dadurch haben Sie die Möglichkeit, sich in Ihrer Vorfreude mit anderen schwangeren Frauen auf der Welt zu solidarisieren, die nur mit großen Mühen für den Lebensunterhalt ihres Neugeborenen werden sorgen können. Eventuell möchten Sie sogar damit beginnen, eine regelmäßige Spendenbeziehung zu einem sorgfältig ausgewählten Projekt zu beginnen, das zu Ihnen und Ihrer Familie passt. Später können Sie Ihrem Kind von diesem Projekt erzählen und es somit einbeziehen in die Solidaritätsgeschichte, die in Ihrer Schwangerschaft begonnen hat. Auskünfte über passende Projekte erteilen Ihnen Umweltschutzorganisationen, kirchliche Hilfswerke, wie Misereor, Brot für die Welt oder andere Institutionen, deren Werte Sie vertreten. Achten Sie auf das Spendensiegel!

Was ein Kind braucht

Ein Kind braucht seine Ruhe
Die Kleider und die Schuhe
Die Mahlzeit und den Raum
Wiese Wasser Baum

Ein Kind braucht gute Schulen
Und auch mal Schlamm zum Suhlen
Und oft ein gutes Wort
Und Freunde hier und dort

Ein Kind braucht sehr viel Freude
Und gute Nachbarsleute
Lust auf den nächsten Tag
Und jemand der es mag.

IRMELA BRENDER

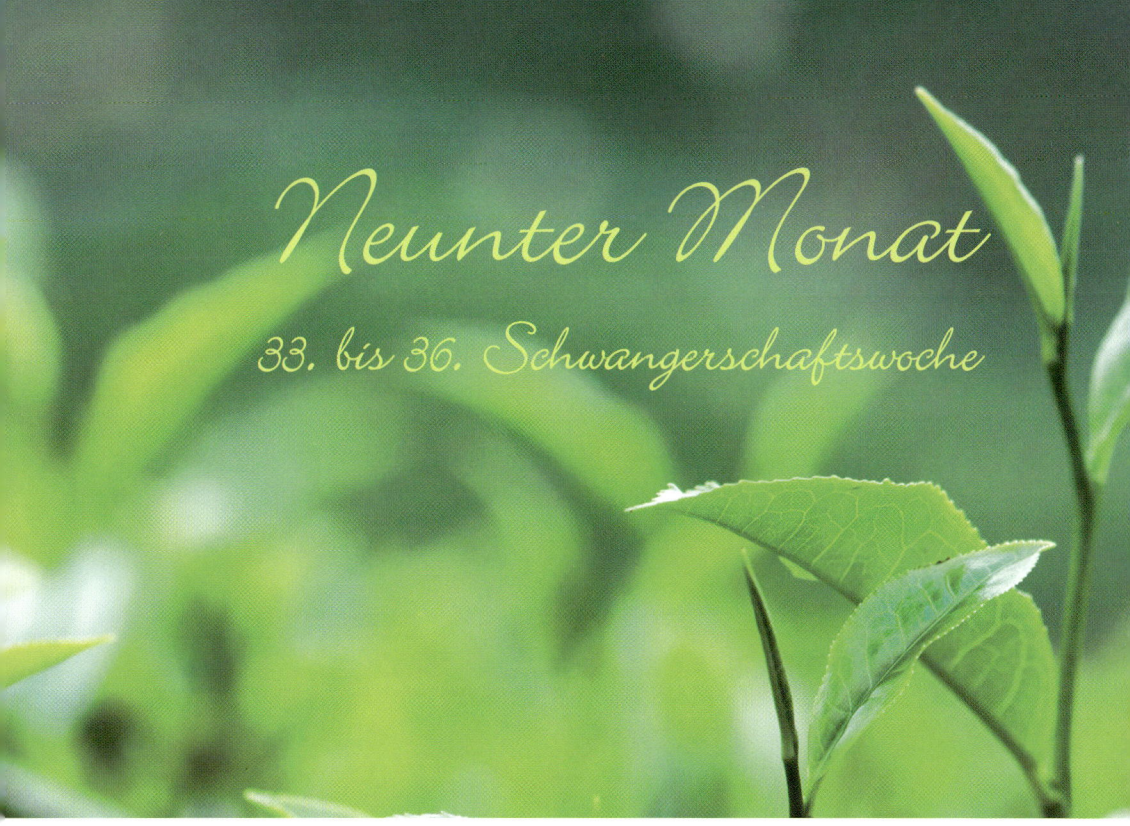

Neunter Monat

33. bis 36. Schwangerschaftswoche

Eure Kinder sind
nicht eure Kinder.
Es sind die Söhne
und Töchter von
des Lebens Verlangen
nach sich selber.

KHALIL GIBRAN

Was in meinem Körper passiert

Ihr Kind bereitet sich nun auf das Leben außerhalb des Mutterleibes vor. Die Fruchtwassermenge nimmt nun stetig ab und das Baby hat jetzt immer weniger Platz, um sich zu bewegen. Aufgrund des Platzmangels schlafen die Kinder nun häufiger. Man braucht sich also nicht zu beunruhigen, wenn sich das Kleine nicht mehr ganz so oft »meldet« wie gewohnt. Es hat jetzt noch vier Wochen Zeit, an Gewicht zuzulegen, und sammelt dabei die Energiereserven, um seinen Organismus auf die Zeit nach der Abnabelung vorzubereiten. Im Durchschnitt nimmt es ca. 200 g pro Woche zu.

Magen, Blase und Nieren werden nun andauernd trainiert, indem der Fötus täglich bis zu drei Liter Fruchtwasser schluckt und wieder ausscheidet. Gleichzeitig wird das Unterhautfettpolster weiter ausgebildet, damit das Neugeborene in den ersten Tagen nach der Geburt die ungewohnten Temperaturschwankungen ausgleichen kann.

In diesen Wochen reift auch die Lunge endgültig heran und bildet das sogenannte Surfactant. Dieser flächenaktive Stoff sorgt dafür, dass sich die Lungenbläschen mit dem ersten Atemzug nach der Geburt vollständig entfalten.

Ungefähr 95 Prozent aller Kinder liegen nun in Geburtsposition mit dem Kopf nach unten ein Stück im Beckeneingang.

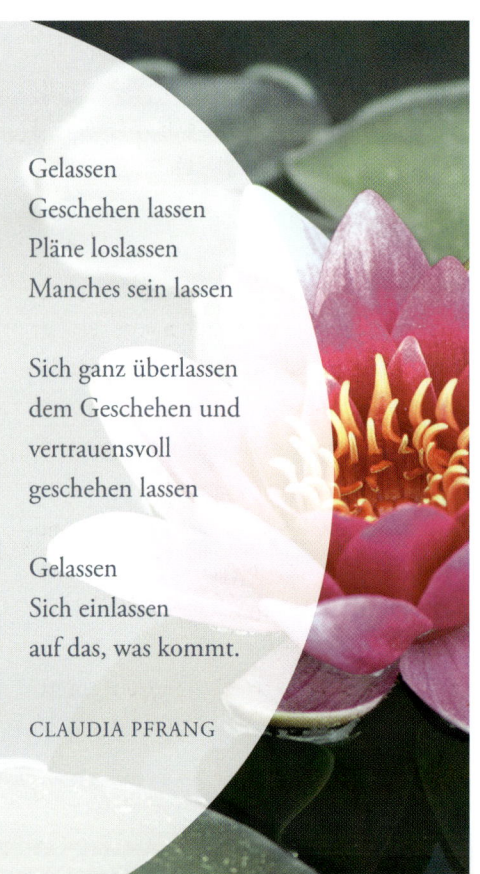

Gelassen
Geschehen lassen
Pläne loslassen
Manches sein lassen

Sich ganz überlassen
dem Geschehen und
vertrauensvoll
geschehen lassen

Gelassen
Sich einlassen
auf das, was kommt.

CLAUDIA PFRANG

Wie geht es mir?

Der große Tag rückt näher. Ihre Gefühle schwanken womöglich zwischen Vorfreude auf das baldige Zusammensein mit Ihrem Kind und gleichzeitig wachsendem »Bammel« vor den Mühen der Geburt.

Der heimische »Nestbau« ist wahrscheinlich abgeschlossen, das Bettchen hergerichtet und auch sonst alles Notwendige vorbereitet. Nun heißt es, den unbekannten Tag abwarten und sich innerlich bereithalten für die Geburtsarbeit. Ist es nicht unwahrscheinlich beeindruckend, dass der Tag der Geburt trotz aller modernen Technik nach wie vor ein sehr unberechenbarer Moment ist, den wir niemals vollständig planen können? Sicherlich gibt es terminierte Kaiserschnitte, doch auch dabei läuft manchmal etwas anders ab als geplant.

Ob und wann die Wehen einsetzen, die Fruchtblase platzt, kann zu einem gewissen Anteil das Kind bzw. der weibliche Körper in ihrer beider Zusammenspiel bestimmen, ohne dass es jemand Außenstehendes oder die Frau selbst in der Hand hätte.

Gelassen geschehen lassen

Sich diesem Geschehen vertrauensvoll zu überlassen, kann eine ganz bedeutende Lernerfahrung sein, in einem Alltag, in dem wir vieles selbst terminieren und kontrollieren wollen. So wie das Gelingen der

Zeugung nicht gänzlich in der Macht der Eltern liegt, ist ebenso der Zeitpunkt der Geburt nicht allein von unserem Verhalten abhängig. Diese Erfahrung des »Sich-Hineingebens« in ein wunderbares Geschehen konfrontiert uns Menschen mit den großen Fragen des »Woher« und »Wohin«. Es macht außerdem deutlich: Das Kind ist nicht unser »Besitz«, über dessen Ankunftszeit wir einfach so bestimmen können, sondern es ist ein Geschenk, das uns nur vorübergehend anvertraut ist. Wie lange, das weiß niemand. Vielleicht findet sich ein Anlass, sich darüber mit dem Partner, der Mutter oder einer Freundin auszutauschen.

Ebenso tut es gut, die freien Wochen des Mutterschutzes ausgiebig zu nutzen, um noch einmal bewusst schöne Unternehmungen zu zweit oder mit Freunden zu machen, sich selbst etwas Besonderes zu gönnen oder um einfach noch einmal ganz in Ruhe zum Friseur zu gehen. Gleichzeitig kann man sich schon einmal umhören, ob sich eine Babysitterin in der Nachbarschaft ausfindig machen lässt, damit wohltuende (Paar-)Erlebnisse auch nach der Geburt kein Ausnahmefall bleiben müssen.

Im Kontakt bleiben mit der Elterngeneration

Jetzt, da die Geburt näher rückt, ist es eventuell besonders interessant, Fotoalben aus der eigenen Babyzeit anzuschauen. Lassen Sie sich Bilder von Ihren Eltern

Kleines Beruhigungsgebet

Ich bin bereit
Das Kind es schläft
Und träumt in mir
Lass warten mich
Bei dir.

BRIGITTE ENZNER-PROBST

oder Schwiegereltern zeigen und kommen Sie miteinander ins Gespräch, wie die Geburt und die erste Zeit mit den Kindern damals war. Für Ihr eigenes Kind ist es ein großer Gewinn, guten Kontakt zu den Großeltern zu haben. Mit solchen Gesten des gegenseitigen Interesses lassen sich schon jetzt die Weichen für ein gutes Miteinander stellen. Denn später werden Sie wahrscheinlich froh sein, wenn die Großeltern Ihr Kind ab und zu betreuen und gleichzeitig für Ihre Wünsche in der Versorgung und Erziehung offen sind. Eine gewisse Gelassenheit und das Aushalten von Verschiedenheit werden dabei nötig sein. Doch meist profitieren alle davon. Kinder lernen von Großeltern Dinge, die wir ihnen selten »beibringen« können, weil sie in einer anderen Zeit groß geworden sind und gelebt haben. Und nicht selten bringen gerade Großeltern mehr Zeit und Ruhe mit, um mit den Enkeln zu spielen, vorzulesen, zu singen … Viele Großeltern freuen sich darüber, mit ihren Enkeln das zu tun, wozu sie selbst bei ihren Kindern keine Zeit hatten.

Von Generation zu Generation

Erfahrungen
Geschichten
Leben
weitergeben

Von Generation
zu Generation
Erfahren wir
Hören wir
Lernen wir
wie Leben geht

CLAUDIA PFRANG

Für meine Mutter

Danke,
dass an Junitagen
deine Küche erfüllt ist mit
Erdbeermarmeladenduft.
Danke,
dass du Erbarmen
mit löchrigen Socken hast.
Danke für unzählige Flicken auf
unzähligen Kinderhosen.
Danke,
dass deine faltigen Hände
Hefezopf kneten.
Danke
für Märchen und Geschichten von
    früher,
als alles noch ganz anders war.
Danke
für deinen Garten
voller Himbeeren und Tomatenstöcke.
Danke,
dass mein Mädchenzimmer
noch immer eingerichtet ist,
als wäre die Zeit
stehen geblieben.
Danke,
dass meine Kinder
bei dir
ein Stück meiner eigenen Kindheit
erahnen dürfen.

MONIKA KREINER

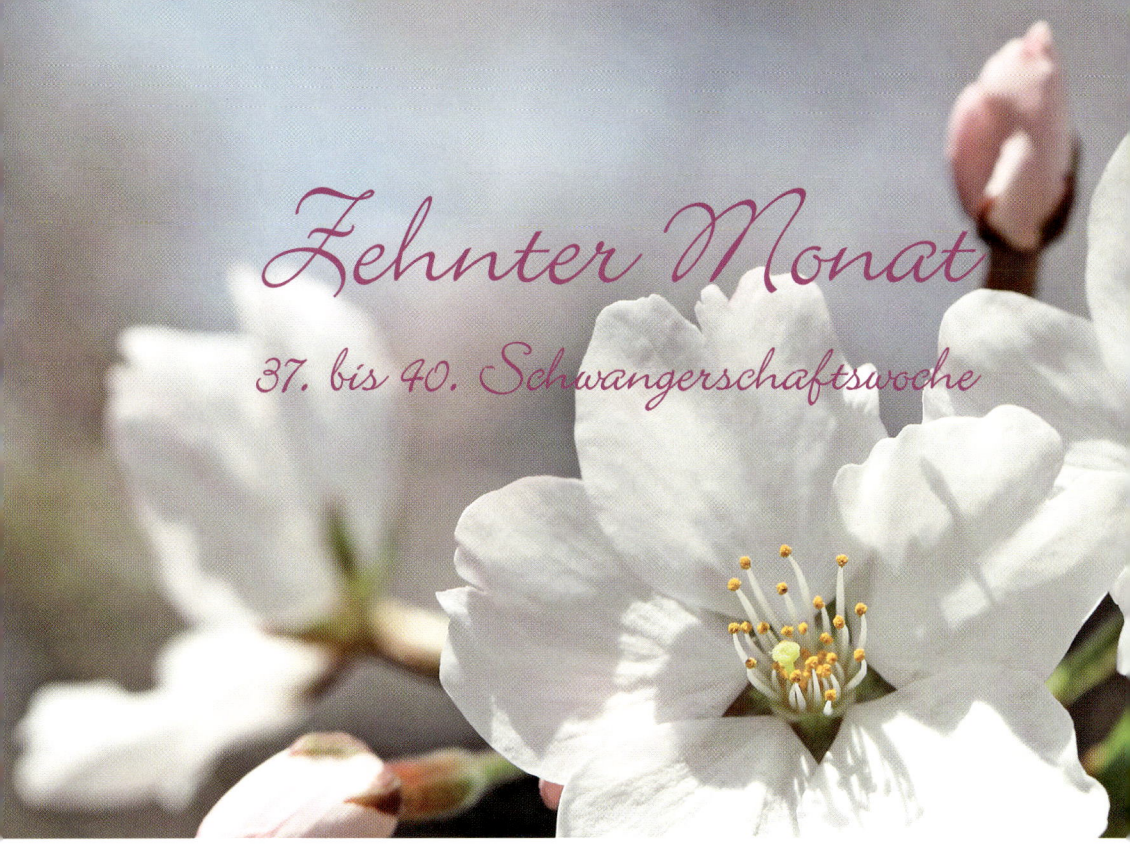

Zehnter Monat

37. bis 40. Schwangerschaftswoche

O deine süßen Augen

sind meine

Lieblingsblumen

ELSE LASKER-SCHÜLER

Was in meinem Körper passiert

Der Fötus nimmt weiterhin bis zu 200 g pro Woche zu und wiegt zum errechneten Geburtstermin hin ca. 3500 g. Das Ungeborene ist ungefähr 50 cm lang.

In den letzten Wochen gelangen durch die Nabelschnur noch viele Antikörper von der Mutter zum Kind. Diese Eiweißmoleküle schützen das Kind in den ersten Lebensmonaten vor vielen Infektionskrankheiten, sie bilden den sogenannten »Nestschutz«.

Die Kinder werden oft vor der Geburt etwas ruhiger, da sie nun nicht mehr viel Platz haben. Dennoch trainieren sie weiterhin alle Reflexe, die direkt nach der Geburt gebraucht werden. Der wichtigste Reflex ist dabei der Saugreflex.

Das Ungeborene ist nun zu jeder Zeit bereit, ohne größere Komplikationen geboren zu werden.

Wie geht es mir?

Sicherlich kreisen Ihre Gedanken nun sehr häufig darum, wie sie denn wohl verlaufen wird, die Geburt, besonders wenn Sie zum ersten Mal vor dieser Situation stehen. Brennend interessant ist es nun, von anderen Müttern geschildert zu bekommen, wie sie ihre Geburten erlebt haben.

Wichtig ist, dass Sie über die verschiedenen Behandlungsmöglichkeiten sowohl an Ihnen als auch am Neugeborenen informiert sind, um rechtzeitig mitteilen zu können, was Sie brauchen und was Sie lieber nicht wollen. Das reicht von Methoden der Schmerzbewältigung, wehenfördernden Mitteln, Wehenschreiber, Dammschnitt und Geburtsposition bis hin zu Vitamin K und ersten Impfungen für Ihr Kind.

Weil das Ungeborene bei Sonneneinstrahlung auf dem Bauch rötliches Licht wahrnimmt, empfangen manche Frauen ihr Kind nach der Geburt gerne in einem dunkelroten Handtuch, um es nicht sofort mit einem ihm unbekannten grellen Weiß zu konfrontieren. Auch solche Überlegungen dürfen Sie mit Ihrer Geburtshebamme besprechen.

Zu allem Aufgezählten gibt es unterschiedliche, ja konträre Meinungen. Nur wenn Sie über Vor- und Nachteile informiert sind, können Sie eine Entscheidung treffen, die zu Ihrer Lebenseinstellung passt. Wenn Sie nicht entschieden sind, entscheiden andere für Sie!

Ihre Schwangerschaft geht dem Ende entgegen. Vielleicht möchten Sie noch einmal zurückblättern, zu einzelnen »Stationen«, die besonders erfahrungsreich und bedeutsam für Sie waren. Nun dürfen Sie mit Vertrauen in die in Ihnen wohnenden Kräfte und auch in die göttliche, alles umfassende Liebe zu allem Lebendigen dem Tag der Geburt Ihres Kindes entgegengehen. Auch wenn Sie bisher keine Erfahrung mit dem Gebet gemacht haben: Probieren Sie es doch einfach einmal aus! Wie fühlt es sich an, alle Bitten, die in Ihnen sind, in die Hände eines DU zu legen?

Gott,
wo auch immer du bist,
ob in mir
oder außerhalb von mir
oder überall:
Sei bei mir,
wenn Angst um mich schleicht.
Bring mich in Verbindung
mit meiner Kraft, meinem Mut,
meinem Zutrauen in mich selbst.
Du bist doch das Leben selbst,
schenke mir das Glück
dieses neuen Lebens.

MONIKA KREINER

Wenn es anders kommt als geplant – Erfahrungen einer Mutter von ihrer Kaiserschnittgeburt

Die Geburtsreise meines Kindes

Mein erstes Kind sollte im Geburtshaus zur Welt kommen, aber weil er in Beckenendlage saß und auch eine äußere Wendung seine Position nicht veränderte, kam er nach einer versuchten Spontangeburt aufgrund reiner Fußlage mit Kaiserschnitt zur Welt.

Das war sehr enttäuschend – aber dennoch hat damals die Freude über dieses kleine neugeborene Baby überwogen. Es war mitten in der Nacht, als der Kleine zur Welt kam.

Ich werde seinen warmen Körper auf meiner Brust und die ersten Stunden mit ihm in dem dämmrigen und nächtlichen Kreißsaal nie vergessen. Ich bin noch heute so dankbar und glücklich, wenn ich an diese kostbaren Augenblicke denke.

Als mein erstes Kind zwei Jahre alt war, wurde ich mit Zwillingen schwanger. Aber in der 11. Woche fand man bei einem der Kinder keinen Herzschlag mehr und obwohl ich mich zu diesem Zeitpunkt erst wirklich auf eine Zukunft mit Zwillingen einlassen konnte, musste ich gerade da wieder von ihnen Abschied nehmen. Umso stärker war meine Hoffnung, bei der dritten Schwangerschaft mein Kind vaginal zu gebären. Und in mir wuchs von Monat zu Monat die Angst, ein weiteres Mal in den OP zu rollen. Deshalb versuchte ich alles dafür zu tun, mich möglichst gut vorzubereiten.

Viele lange Monate hatten wir voller Sehnsucht darauf gewartet, dieses Kind endlich zu sehen, es riechen und berühren zu dürfen. Und ich habe mir von ganzem Herzen und nichts mehr gewünscht, als mein Baby aus eigener Kraft auf diese Welt zu bringen.

In der Nacht zum Donnerstag wurde ich gegen zwei Uhr morgens von stärkerem Ziehen im Bauch wach, nachdem ich schon seit zwei Stunden sehr unruhig geschlafen hatte.

Zunächst bin ich im Bett geblieben und dachte mir, das sei wieder einer dieser Fehlalarme. Schließlich entschied ich mich den »Badewannentest« zu machen und tatsächlich – die Wehen wurden stärker und regelmäßiger. Aber ich traute der Situation noch immer nicht.

Ich habe um vier Uhr morgens meine Hebamme angerufen und mit ihr abgesprochen, dass wir direkt ins Krankenhaus kommen und uns im Kreißsaal treffen. Im Krankenhaus angekommen, war der Muttermund 2 cm geöffnet und weich. Ich veratmete die Wehen und meine Hebamme half mir laut zu tönen.

Nach einiger Zeit war der Muttermund schon auf drei und dann auf vier cm und noch immer weich und locker. Ich war sehr erleichtert. Mein Schleimpfropf löste sich und die Wehen wurden von Minute zu Minute stärker – und ich von Minute zu Minute verspannter.

Trotzdem ermutigte mich niemand,

dass ich es schaffen könnte. Irgendwann bat ich um die PDA. Es dauerte einige Zeit, bis der Arzt kam. In der Zeit hatte ich eine besonders starke Wehe. Ich hatte das wunderbare Gefühl, tausendmal stärker zu sein als die schmerzhaften Wehen. Aus Angst davor, dass das medizi-nische Personal genervt von meinem Hin und Her sein würde, hatte ich nicht den Mut, die PDA wieder »abzubestellen«.

Die Schmerzen ließen natürlich sehr schnell nach. Und mein Muttermund wurde wieder weicher und öffnete sich weiter. Irgendwann um diesen Zeitpunkt herum ist die Fruchtblase gesprungen. Das war ein schönes Gefühl, dieses warme Fruchtwasser an meinen Beinen zu spü-ren. Ich fühlte mich mit meinem Kind besonders da sehr verbunden.

Nach ca. einer Stunde ließ die Wir-kung der PDA allerdings nach und weil die Ärzte gerade im OP standen, dauerte es längere Zeit, bis das Medikament noch mal aufgespritzt werden konnte. Ich kam damit nur schwer klar. Ich atmete wieder laut und versuchte tiefe Töne zu machen. Manchmal ging das gut, dann wieder war es unendlich schwer zu ertragen. Das plötzliche Nachlassen der Anästhesie überwältigte mich völlig.

Endlich kam die diensthabende Ärztin und brachte mir die gewünschte Erleich-terung. Und obwohl unter einer PDA ja oft Wehenmittel nötig sind, öffnete und öffnete sich der Muttermund immer weiter und stand schließlich auf 8 cm.

Erst da kam der Wehentropf ins Spiel. Und schließlich war der Muttermund dann ganz geöffnet. Ich war so glücklich und froh darüber. Ich dachte immer, dass mich und mein Kind jetzt nur noch wenige Zentimeter trennen.

Das Problem war allerdings, dass der Kopf meines Sohnes weiterhin sehr weit oben im Becken stand und sich vor allem nicht richtig eindrehte. Deshalb versuchte meine Hebamme mit mir verschiedene Sachen, um das Kind tiefer und richtig ins Becken »zu locken«.

Das taten wir, nachdem der Mutter-mund vollständig offen war, 4 Stunden lang. Der Wehenschmerz war in dieser letzten Phase wirklich unglaublich machtvoll und stark.

Ich konnte die Kontraktionen kaum aushalten. Trotzdem denke ich noch immer, dass diese Art von Schmerz mit keinem anderen Schmerz zu vergleichen ist. Er ist einmalig und überwältigend. Es ist eine natürliche Art von Schmerz, anders als während einer Krankheit.

Dann wurden die Herztöne meines Sohnes schlechter. Ich hörte die Heb-amme vor der Türe mit der Ärztin reden. Und ich fühlte mich immer ängstlicher – nicht wegen des Kindes oder mir. Ich wusste immer, ich bin in diesem Kranken-haus wirklich gut aufgehoben. Aber mir wurde klar, dass die Geburt stockte und ein zweiter Kaiserschnitt im Raum stand – das, was ich absolut nicht wollte. Mein ungeborenes Kind erholte sich schnell, als ich begann, tief und hörbar zu atmen. Ein gering dosierter Wehenhemmer brachte sofortige Hilfe.

Irgendwann kam ein Arzt, um eine Entscheidung über das weitere Vorgehen zu treffen. Er untersuchte mich und meinte, dass der Kopf für eine Saugglockengeburt zu hoch stehen würde und unser Kind in dieser Position auf normalem Weg nicht zur Welt kommen könnte.

Einer meiner ersten Gedanken war, dass mein Mann über diesen machtvollen OP-Vorhang schauen müsse, um zu sehen, wie unser Kind aus mir geboren wird. Dieser Aspekt fehlt mir bei der Geburt meines ersten Kindes. Er willigte gern ein. Und meine Hebamme hat sofort den Vorschlag gemacht, Fotos im OP von der Geburt zu machen. Diese beiden Dinge haben mich später sehr getröstet.

Mein Mann durfte den Kleinen nach kurzer Zeit auf den Arm nehmen und mir an die Wange halten. Das war ein unbeschreiblicher Moment. Er war geprägt von dem Glück über ein lebendiges Kind und der Trauer über eine zweite operative Geburt. Mein Sohn roch so gut und mein Herz war gleichzeitig so hin- und hergerissen zwischen zwei ganz unterschiedlichen Gefühlen.

Ich weiß, dass viele Menschen meine Trauer und Enttäuschung über diese operative Geburt nicht verstehen konnten. Sätze wie »Sei froh! Ist doch alles gut gegangen. Hauptsache gesund!« machten mich nur noch deprimierter und ich fühlte mich bei diesen Worten nicht wirklich ernst genommen.

Deshalb bitte ich alle, die diese Zeilen lesen, vorsichtig mit ihren Äußerungen gegenüber frisch entbundenen Kaiserschnittmüttern zu sein. Vielleicht hadern sie mit ihrem Geburtsverlauf – trotz eines gesunden Kindes.

Heute engagiere ich mich in der Doula-Bewegung, um anderen Müttern, die sich während der Geburt mehr Bestärkung wünschen, beizustehen.

Kristina

Das Wort *Doula* kommt aus dem Altgriechischen und bedeutet: **Dienerin der Frau.** Eine *Doula* ist eine speziell ausgebildete und geburtserfahrene Frau, welche die werdende Mutter in alter Tradition ergänzend zur Hebamme begleitet. Sie bietet eine nichtmedizinische, liebevolle Begleitung und stärkt die Gebärende emotional und physisch. Sie ermutigt sie, sich vertrauensvoll auf das Geburtsgeschehen einzulassen und dieses aktiv mitzugestalten. In manchen Ländern ist die Tradition der *Doula* schon lange verschwunden, in anderen Ländern ist sie nie verdrängt worden und in vielen Ländern erfährt sie gerade wieder einen Neubeginn. Eine Doula übernimmt keine medizinische Funktion. Sie achtet die Arbeit einer Hebamme und eines Gynäkologen und arbeitet mit dem medizinischen Personal Hand in Hand. Sie kann sich ganz auf die Gebärende einlassen.

Der erste Augenblick –
Aus der Sicht einer Hebamme

So unterschiedlich wie die Menschen selbst, so unterschiedlich gestaltet sich und gestalten wir den ersten Zeitraum nach der Geburt.

Als Mutter durfte ich ihn zweimal erleben, als Hebamme schon oft. Es sind tatsächlich zwei sehr unterschiedliche Perspektiven und ich staune heute noch, wie unterschiedlich sie sind, das hatte ich nicht für möglich gehalten.

Mutter, Vater, Kind, Hebamme, vielleicht ein Arzt oder Ärztin, vielleicht noch eine Geburtsbegleiterin, gemeinsam gehen wir durch dieses wunderbare, kraftvolle Geschehen. Wir, Begleiterinnen und Begleiter, stärken die Mutter, machen uns aber auch gegenseitig Mut.

Mutter und Baby kämpfen sich durch die Geburt, beide sind in höchster Anstrengung, beide sind in einer extremen körperlichen und seelischen Situation.

Viele Mütter beten und hoffen, laut oder für sich selbst, dass es bald vorbei, dass dieser Schmerz und diese Dehnung bald zu Ende sein mögen. Geburt geht im wahrsten Sinn des Wortes durch den Körper. »Werde ich diesen Schmerz überleben – mein Körper hat sich verselbstständigt – ich habe die Kontrolle verloren – werde ich verletzt sein – wird mein Kind das durchstehen«, sind häufig die verzweifelten Fragen von Frauen während der Wehen.

Geburt ist eine Grenzerfahrung. Und genau in dieser Tatsache gründet sich die Möglichkeit tiefer spiritueller Entwicklung. Wer das Ende seiner Möglichkeiten erlebt hat, wer durch die Verzweiflung hindurchgegangen ist, kann Dankbarkeit und Respekt allem Leben gegenüber neu erfahren. Und dadurch wird nicht nur ein neues Kind geboren, sondern wir alle, die wir die Geburt begleiten, verändern uns, gebären dadurch einen neuen Geist, eine neue Lebenshaltung.

Die Geburt des Kindes kommt manchmal überraschend schnell, manchmal auch erst nach sehr vielen mühsamen Stunden. In dem Augenblick, in dem sich dann aber die Spannung löst, in dem das Kind herausschlüpft, sich zeigt, gehört, gefühlt, gesehen, gerochen werden kann, scheint alles überstanden zu sein. Die Mutter spürt Erleichterung, vielleicht schon Glück und Lösung. Aber was geschieht in diesen ersten Minuten in ihr? Sie ist keineswegs bereits in sicherem Hafen. Ihr Körper hat sich weit geöffnet und muss nun innerhalb von Minuten, ja Sekunden umschalten, die Gebärmutter zieht sich zusammen, löst die Plazenta ab, die Blutgefäße kontrahieren, der Kreislauf, die Chemie im Körper stellt sich um. Noch pulsiert die Nabelschnur zwischen Mutter und Kind.

Auch das Kind ist in den ersten Minuten nach der Geburt erneut in einem extremen Übergang, die Lunge dehnt sich zum ersten Mal aus, die ersten

Atemzüge geschehen. Das Kind ist vielleicht entsetzt, vielleicht munter, aktiv, es schneidet Grimassen, spuckt, atmet, schreit oder ist stumm erschreckt. Es weiß nicht, wo oben und unten ist, es erfährt Kälte, Schwerkraft, brennenden Atem, Licht. Es ist vermutlich ein Durcheinander von Sinneseindrücken und ein Ringen um Luft. Gleichzeitig mag auch schon eine Ahnung von der Wärme der Mutter und der Möglichkeit zur Entspannung wahrgenommen werden.

Aber das alles geschieht in einem Prozess. Es ist nicht gleich alles da. Auch die Gefühle nicht.

Ebenso langsam wie selbstverständlich entfaltet sich im fortschreitenden Prozess die Einzigartigkeit, wie die Eltern und ihr Kind das Zusammenfinden gestalten. Aus der extremen Körperlichkeit, die Ebene der Natur, entwickelt sich die zweite Ebene, die Ebene der Kultur.

Alles in diesem Moment ist richtig und kostbar. Diese Zeitspanne des Übergangs ist frei von jeglicher Wertung. Es ist ein Moment von archaischem Geschehen. Es sind wohl Gesetzmäßigkeiten in diesen Augenblicken zu erkennen, die Form aber ist einzigartig, jedes Mal neu. Die Sätze und Wörter, die gesprochen werden, die Handlungen und Bewegungen, die vollzogen werden, wiederholen sich und sind der Hebamme vertraut, und doch jedes Mal nur für diesen Moment bestimmt und einzigartig..

Erst nach der Geburt der Plazenta kommt der Geburtsprozess dann wirklich zum Ende.

Wenn wir alle gemeinsam, jeder und jede anwesende Person, im eigenen Tempo aus den extremen Gefühlen und körperlichen Empfindungen langsam in die Entspannung finden, dann ist Zeit, das Wunder zu sehen.

Nun offenbart sich die dritte Ebene, das Bewusst-Werden der spirituellen Erfahrung, das Danke-Sagen an die göttliche Kraft.

Wir werden still, nehmen uns wieder als Gemeinschaft wahr und lauschen dem Atem des Kindes. Wir betrachten sein Gesicht, seinen Blick, die suchenden Bewegungen, die zarten Hände und Füße, den kleinen wundervollen Körper.

Es ist die Zeit, in der wir uns fragen, woher dieses neue Kind nun wirklich kommt. Obwohl wir alle es gerade gemeinsam erlebt haben, können wir es nicht fassen. Wir erkennen, dass wir eben nicht alles verstehen.

Das große Geheimnis offenbart sich und wird gleichzeitig noch größer.

Wir erkennen im selben Atemzug die Großartigkeit und die Begrenztheit unseres Menschseins.

Wir erkennen, dass es etwas Größeres gibt als unsere Kraft, unseren Willen, unseren Mut und sogar größer als unsere Liebe.

Marlene Ottinger, Hebamme

Du
Ich geh in deinem Gesicht spazieren.
Alles ist so vertraut:
Dein Mund,
deine Nase.
Ich fühle
Die weiche Haut
Und muss halten
Bei den lachenden Augen.
Ich zähle die kleinen Falten.
Kuschle mich
In deinen Arm,
fühl mich geborgen,
Du bist so warm.

REGINA SCHWARZ

Die heiligen Momente der Geburt

Jede Geburt ist ein heiliger Moment, ein Moment, in dem Vergangenheit, Gegenwart und Zukunft verschmelzen. Ein Moment, in dem die Zeit stehen zu bleiben scheint und nur noch eines zählt: ein großes, unbedingtes, unzweifelhaftes JA zu diesem neuen Menschen, ein JA, wie es bereitwilliger und bedingungsloser bisher nicht gefühlt wurde.

Es geschieht, dass Frauen ihre Männer zum ersten Mal im Leben weinen sehen. Es ist allen im Raum klar, dass für einen Moment lang nichts weiter von Bedeutung ist als dieses Kind und sein Dasein.

Hebammen erzählen ganz selbstverständlich von dieser gefühlten »Heiligkeit«, die über dem Geburtsgeschehen liegt.

Dieser Moment sollte ausgekostet werden und ungestört nachwirken dürfen.

Unser Kind ist da

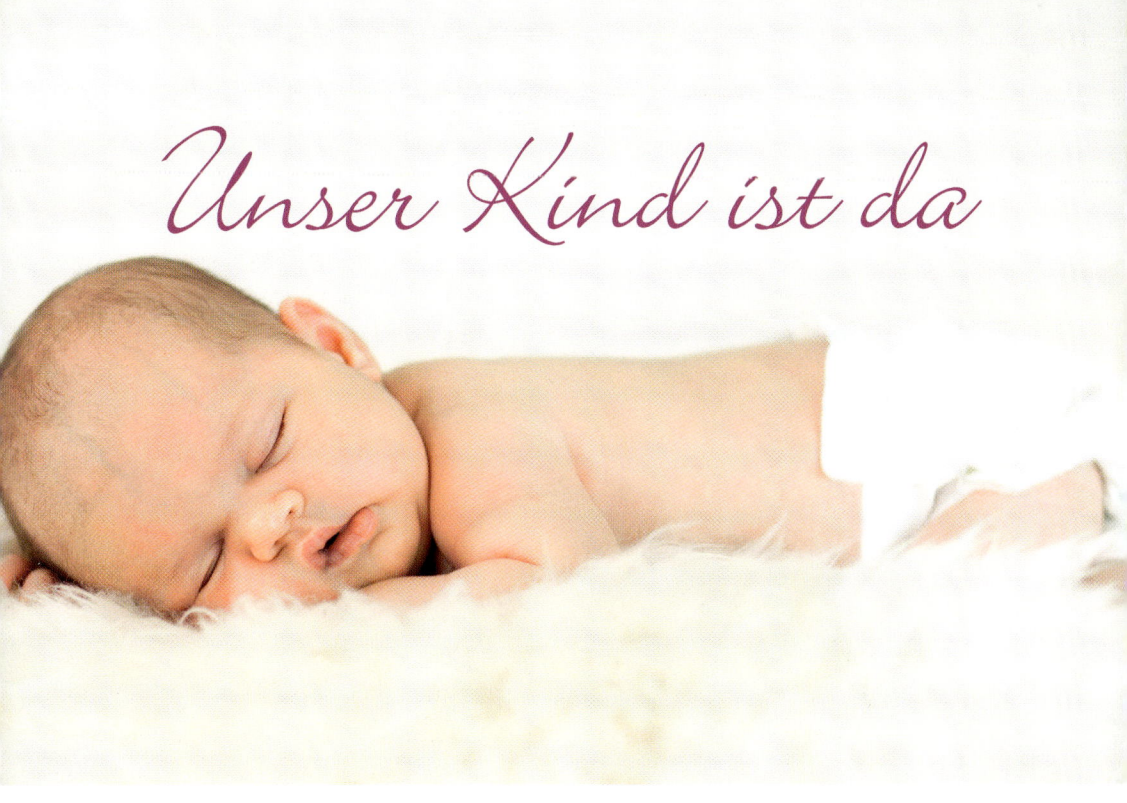

Nun atmet mein Dank
   so tief

Und die Welt
   blüht im Zimmer

Dass alles
   so glücklich verlief

Vergessen wir's nimmer.

JOACHIM RINGELNATZ

Unvorstellbar: Das kleine Geschöpf ist auf einmal wirklich da, greifbar, sehbar, fühlbar, riechbar! Ein Wunder – und schon ist dieser neue Mensch wenige Tage nach der Geburt überhaupt nicht mehr wegzudenken. Er erobert sich in Windeseile einen Platz in der Familie. Eine gewisse Unsicherheit, wie mit ihm umzugehen ist, verfliegt bald.

Wenn nun die ersten Besuche in die Wohnung kommen, dürfen Sie jederzeit für Begrenzung sorgen. Erlauben Sie sich und dem Kind, sich zurückzuziehen, wenn die Gäste Sie überanstrengen. Ihr Partner kann Freunde und Verwandte ebenso gut noch eine Weile unterhalten und verabschieden.

Wenn Sie gefragt werden, was Sie sich

als Mitbringsel wünschen, lassen Sie sich ruhig bekochen und verköstigen. Das entlastet Sie zumindest davon, noch Kuchen backen oder kochen zu müssen, bevor der Besuch ansteht.

Nehmen Sie sich in den ersten Tagen vor allem ausgiebig Zeit zum Kuscheln und Ausruhen im Bett. Es sind ganz besonders unwiederbringliche Momente, in denen das Staunen und die Verzauberung über Ihr einzigartiges Kind seinen Raum haben sollen.

Jedes Weinen des Kindes darf und soll ernst genommen werden. Bindungsforscher haben herausgefunden, dass das Kind bis zum Alter von ca. 6–7 Monaten nicht verwöhnt werden kann. Je zügiger ein Weinen wahrgenommen und durch Körperkontakt und Nähe »gestillt« wird, umso weniger schreien die Kinder, da ihre Verlustängste geringer sind.

Nicht immer ist das Stillen so einfach, wie Sie es sich vielleicht vorgestellt haben. »Stillen kann doch jede Frau«, so hört man. Manch romantische Vorstellung vom harmonischen Beisammensein zu zweit beim Stillen wird jäh durchbrochen von nicht vorhersehbaren Schwierigkeiten: Bei der einen schmerzt die Brust, bei der anderen Frau »läuft« die Milch nicht, manchmal wollen auch die Babys nicht. In jedem Fall ist es gut, sich mit dem Baby an einen stillen Ort zurückzuziehen und sich zu entspannen.

Bei allen Fragen rund ums Stillen unterstützt Sie ganz konkret Ihre Hebamme. Sie hat sicher neben praktischen Hilfestellungen auch ein paar Literaturtipps für Sie.

Vielleicht sehen Sie sich außerdem nach einer Stillgruppe in Ihrer Umgebung um, um sich mit anderen Frauen über alle Fragen rund ums Stillen auszutauschen und solidarisch beizustehen. Auch Stillberaterinnen stehen Ihnen ermutigend und mit Rat zur Seite.

Gebet zur Geburt

Du guter Gott
schufst uns nach
deinem Bilde.
Nun sieh es dir an,
dieses wunderbare Erdenkind,
runzelig das kleine Gesicht
und winzig die Finger und Zehen.
Und doch ist es schon eine Persönlichkeit.
Es sucht die Augen, die ihm zulächeln,
lauscht auf die Stimme der Mutter,
die ihr ins Ohr flüstert:
Du bist wunderbar.
Fühlt die Hände des Vaters,
die Halt geben.
Gott, wir danken dir für dieses Kind.

Gib uns Kraft, Liebe und Gelassenheit,
fröhliche und ernsthafte Eltern zu sein.
Amen.

HANNA KREISEL-LIEBERMANN

Vaterglück

Da lag sie in meinen Armen. Dieser kleine Mensch. Sie machte manchmal die Augen auf, quietschte leise vor sich hin, die ersten Minuten auf dieser Welt. Ich konnte einfach nur staunen, konnte mich nicht satt sehen. Wie froh war ich, dass sie nicht schrie und keinen Hunger hatte, sondern einfach nur dalag; ganz friedlich, ganz ruhig. Unsere Tochter ist jetzt acht Wochen alt – und mir geht es jeden Tag so: Ich könnte sie stundenlang anschauen und bestaunen. Die kleinen Hände mit den winzigen Fingern, das süße Gesicht, die kleinen Strampelbeine … Sie hat sich einfach in mein Herz geschlichen. Und wenn sie in meinen Armen einschläft, empfinde ich ein Riesenglück. Vaterglück, denke ich, und kann gar nicht anders, als sie von Herzen zu lieben.

Ralf Nico Körber

Segensritual für unser Kind

Je nachdem, wie es Ihnen nach der Geburt geht, wollen Sie Ihr Kind vielleicht noch am gleichen Tag oder einige Tage später ganz bewusst mit einem Ritual als neues Mitglied Ihrer Familie begrüßen. Bereiten Sie einige wenige Dinge bereits vor der Geburt dafür vor:

Ein gutes, natürliches Öl ohne synthetische Zusatzstoffe (z. B. Bio-Olivenöl) und eine Kerze (bzw. die selbst gestaltete Lebenskerze). Überlegen Sie sich zusammen mit Ihrem Partner einen einfachen Satz, den Sie dem Kind zusprechen wollen, während Sie es liebevoll mit dem Öl salben. Wenn Sie es ganz bewusst unter den Segen Gottes stellen möchten, kann es z. B. ein kleines Kreuzzeichen sein, das Sie Ihrem Kind auf die Stirn zeichnen. »Liebe Philomena, mit Gottes Hilfe wollen wir dich, so gut wir können, auf deinem Lebensweg begleiten. Gott segne dich!«, könnte ein Segensspruch für Ihr Kind lauten.

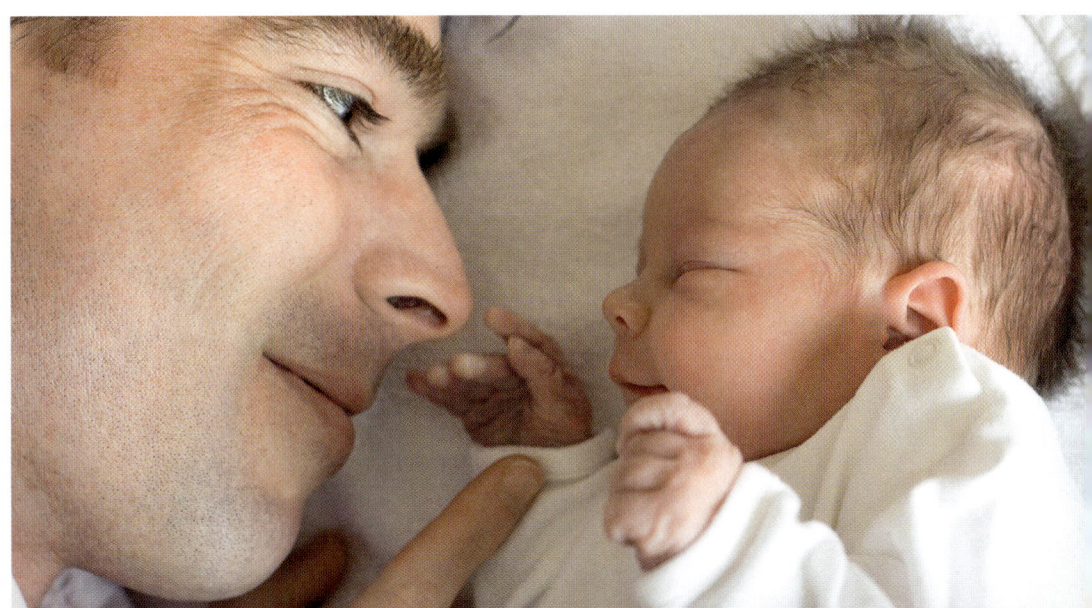

Kindersegen – Was haben mir meine Kinder für das Leben beigebracht?

Meine Kinder haben mir vor allem eines beigebracht: dass man nicht abhaut. Das fing schon mit der Geburt an. Bei jeder Geburt wollte ich weg. Am Anfang ging das noch mit den Wehen. Aber spätestens eine halbe Stunde, bevor das Kind da war, wollte ich nur noch weg. Das war mir einfach zu viel. Aber es ging ja nicht. Ich konnte ja nicht aus meinem Körper aussteigen. Also musste ich durch. Was für ein Geschenk, als ich dann durch und das Kind da war!

Und so ging es immer weiter. Als sie klein waren, nachts das Geschrei. Zahnweh oder Bauchweh. Tags das Geschrei, wenn der Bruder die Bauklötzchen weggenommen hat. Alles hatte ich gelernt, sämtliche Konfliktlösungsstrategien hatte ich drauf. Vermittlerin, Ich-Botschaften senden.

Es hat alles nichts genützt. Nur eines hat es gebracht. Dableiben. Auf den Arm nehmen, streicheln und es durchstehen, bis das Geschrei vorüber ist. Ich weiß nicht, wie oft ich Lust hatte, sie zu hauen oder selbst einfach abzuhauen. Aber das ging ja nicht. Ich war doch die Mutter. Ich musste es aushalten und durchhalten. Bis es vorbei war.

Jeden Job hätte ich gekündigt, jede Partnerschaft sofort beendet, hätte man mich so gequält und genervt. Aber mit den Kindern ist das was ganz anderes.

Die durften mich zur Brust nehmen, meine Nerven lang ziehen, mich gegen jeden Strich bürsten, den ich habe.

Es gibt vieles, was vergeht: Arbeitsverhältnisse, Liebesverhältnisse, Lebensverhältnisse. Aber das Verhältnis zu meinen Kindern wird nie vergehen. Die Liebe zu meinen Kindern wird immer bleiben, das weiß ich jetzt. Denn sie haben mich gelehrt: Du darfst nicht abhauen bei denen, die auf dich angewiesen sind. Du musst bleiben und es durchstehen. Heute staune ich, was aus den Schreihälsen und Nervensägen geworden ist: wunderbare, propere Menschenkinder!

Annette Basler, ev. Pfarrerin

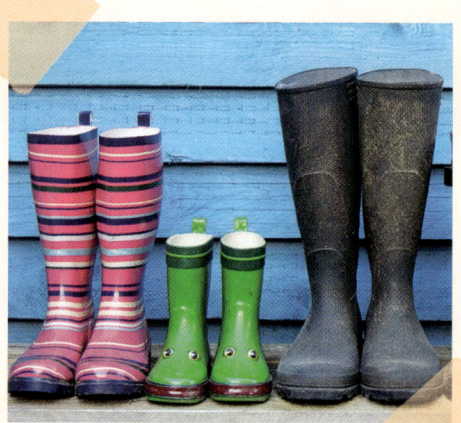

Zum Schluss ...

Von Herzen wünschen wir Ihnen Freude und Lust am gemeinsamen Entdecken des Lebens in all seinen Facetten! Mögen Sie Ihrem Kind all jene Geborgenheit und Freiheit schenken können, die ihm ein glückliches Heranwachsen ermöglicht. Mögen Sie mit Ihrem Kind zusammen ungeahntes Neuland betreten, das Ihnen Horizonte eröffnet. Ob sich auf diesen neuen Pfaden Spuren Gottes entdecken lassen?

Wenn Sie möchten, teilen Sie gerne Ihre Erfahrungen oder Anregungen mit uns: Wir freuen uns, wenn Sie uns eine E-Mail schreiben.

Monika Kreiner, zwei Hausgeburten: mokreiner@gmx.de
Dr. Claudia Pfrang, eine Frühgeburt, eine Spontanentbindung: claudia.pfrang@artis-it.de
Kathrin-Anne Hanses, vier Kaiserschnittgeburten: kahanses@web.de

Unser Kind.
Du bist beglückend.
Du bist ein Wunder,
ein Geschenk.
Solches Wunder kommt nicht aus uns
    allein,
das hast du, Gott,
erdacht.
Wir bitten dich: segne uns.

MONIKA KREINER

Wünsche fürs Leben

Ich wünsche euch,
dass ihr morgens frohen Mutes aufsteht
    und pfeifend durch den Tag geht.
Dass ihr euch abends in ein warmes Bett
    kuscheln könnt und
in der Nacht gute Träume habt.

Ich wünsche euch,
dass ihr euch im Frühling freut über die
    ersten Schlüsselblumen auf der Wiese,
über Sandburgen am Meer und viel Zeit
    füreinander im Sommer.
Dass ihr im Herbst Drachen steigen lasst
    und Schneemänner im Winter baut.

Ich wünsche euch,
dass ihr zusammen viele Feste feiert,
Weihnachten und Ostern,
Geburts- und Namenstage,
Feste, die euch mit Freude erfüllen
und euch für den Alltag Kraft geben.

Ich wünsche euch,
dass ihr füreinander gute Worte und ein
    weites Herz habt,
dass ihr miteinander durch dick und
    dünn geht,
dass ihr, auch wenn es schwer wird, den
    Glauben ans Leben nicht verliert.

Ich wünsche euch Gottes Segen
    für euren Weg.
Er geht mit euch – durchs Leben.

CLAUDIA PFRANG

Literatur und Adressen

Allgemeines rund um Schwangerschaft

Sheila Kitzinger: Schwangerschaft und Geburt. Das umfassende Handbuch für werdende Eltern, Starnberg 2005

Ingeborg Stadelmann, Die Hebammensprechstunde, Wiggensbach [8]2005

Vivian Weigert, Dr. med. Wolf Lütje. Das große Mama-Handbuch. Alles über Schwangerschaft, Geburt und die ersten 10 Monate mit Baby, München 2013

Schwangerschaftsberatung

der katholischen Kirche: www.caritas.de, Tel: 01805 / 221001

der evangelischen Kirche: im Telefonbuch unter Diakonisches Werk

Beraten-schützen-weiter helfen: www.donumvitae.org, Tel: 0228 / 3867343

Schwangerschaftsberatung pro familia: www.profamilia.de

Hebammensuche

Hebammen: www.hebammensuche.de

Bund Deutscher Hebammen: Tel: 0721 / 981890

Schönes und Spirituelles rund um Schwangerschaft

Christiane Bundschuh-Schramm u. a.: Mein spiritueller Schwangerschaftsbegleiter, München 2002

Birgitt und Werner Knubben: Du bist ein Geschenk, Freiburg i.Br. [3]1999

Lennart Nilsson / Lars Hamberger: Ein Kind entsteht, München 2009 (Bildband mit schönen Fotos des Ungeborenen)

Wunder des Lebens, 32 Karten mit poetischen Texten, Segensworten und Gebeten rund um Schwangerschaft und Geburt, Eschbach 2008

Segensgottesdienste für Schwangere: www.schoenstattbewegung-frauen-und-muet-ter.de unter dem Stichwort Mutter-/ Elternsegen

Mandalas und Segenstexte: Hanna Strack: Segen strömt aus der Mitte. www.hanna-strack-verlag.de

Kleine Bronzeengel kann man bestellen bei www.anderezeiten.de. Die Engelfiguren eignen sich auch als Segensengel, Trost- oder Mutmach-Engel.

Traditionelle Wiegen- und Schlaflieder mit Noten, Text und zum kostenlosen Anhören unter: www.wiegenlieder.org.

Massageanregungen in: Thea Vogel: »Familienbegleitung«, Anregungen zur Gestaltung von Eltern-Kind-Kursen«, hrsg. von der Gesellschaft für Geburtsvorbereitung, www.gfg-bv.de

Pränataldiagnostik

Pränataldiagnostik – Informationen über Beratung und Hilfen bei Fragen zu vorgeburtlichen Untersuchungen; hrsg. von der Bundeszentrale für gesundheitliche Aufklärung; Bestellung unter www.bzga.de / Best.Nr. 13625300

Hille Haker: Hauptsache gesund? Ethische Fragen der Pränatal- und Präimplantationsdiagnostik, München 2011

Frühkindliche Untersuchungen während der Schwangerschaft: www.pränataldiagnostik-info.de

PUA: Beratungsstelle zu pränatalen Untersuchungen und Aufklärung; www.diakonie-wuerttemberg.de / rat-und-hilfe / schwangere Zelefon: 0711 / 1656–341

Alleinerziehend und schwanger

Alleinerziehende: www.vamv.de (Bundesverband alleinerziehender Mütter und Väter)

Behinderung

Internetadressen: www.leona-ev.de; www.ds-infocenter.de (Down-Syndrom); www.trisomie-21.de

Zum Thema Austragen eines Kindes trotz

schwerer Behinderung, die sicher zum Tod
führt: www.meinkleineskind.de

Frühgeburt

Zum Thema »Frühgeburt«: Marina Marcovich:
Frühgeborene – Zu klein zum Leben?,
München 2008
Frühgeburt: Bundesverband »Das frühgeborene
Kind«, www.fruehgeborene.de

Fehl-/Totgeburt/frühzeitiger Kindstod

Julie Fritsch, Sherokee Ilse: Unendlich ist der
Schmerz. Eltern trauern um ihr Kind,
München 2001
Hanna Lothrop: Gute Hoffnung, jähes Ende,
München 2007
Wenn der Tod am Anfang steht: Eltern trauern
um ihr totes neugeborenes Kind, kostenlose
Arbeitshilfe der Deutschen Bischofskonferenz
(Nr. 109, 2005), mit ausführlichen Hinweisen
zum Bestattungsrecht
Betroffene Eltern empfehlen die Internetforen
www.schmetterlingskinder.de oder
www.engelskinder.de
www.initiative-regenbogen.de

Thema Geburt

Ute Taschner, Kathrin Scheck: Meine Wunschge-
burt. Selbstbestimmt gebären nach Kaiserschnitt, Salzburg 2012
Dunja Herrmann, Melanie Schöne: Doula-Wis-
sen rund um die Geburt, Freiburg i.Br. 2011
Zum Thema Hausgeburt: Martina Eirich,
Caroline Oblasser: Luxus Privatgeburt. Hausgeburten in Wort und Bild, Salzburg 2012
Geburtsgeschichten, hrsg. von Johanna Quis, zu
bestellen bei: www.wissner.com
Frauen als Geburtsbegleiterinnen:
www.doulas-deutschland.de;
www.geburtsfilm.de; www.hausgeburt.de
Unterstützung junger Eltern nach der Geburt:
www.wellcome-online.de

Kaiserschnitt

Zum Thema »Kaiserschnitt«: Theresia M. de Jong
u. a.: Kaiserschnitt. Wie Narben an Bauch und
Seele heilen können, München 2003
Caroline Oblasser, Ulrike Ebner: Der Kaiser-
schnitt hat kein Gesicht, Wegweiser und
Erfahrungsschatz aus Sicht von Müttern,
Salzburg 2008
Ausführliche Kaiserschnitt-Infos:
www.kaiserschnittbuch.de

Stillen

Stillberatung: www.lalecheliga.de
Stillgruppen: www.afs-stillen.de
Sheila Kitzinger: Ich stille mein Baby, München
1999
Hannah Lothrop, Das Stillbuch, München ^{35}2012
Vivian Weigert: Stillen. Das Begleitbuch für eine
glückliche Stillzeit, München ^{3}2012

Alternative Babypflege/Impfen

Zum Thema »alternative Babypflege«: Ingrid
Bauer: Es geht auch ohne Windeln! Der sanfte
Weg zur natürlichen Babypflege, München 2004
Zum Thema »Impfen«: Martin Hirte: Impfen –
Pro & Contra. Das Handbuch für die
individuelle Impfentscheidung, München
2005

Quellenverzeichnis

Textnachweis

16 © Annegret Kronenberg, Gronau
24 © Gabriele Hartlieb, Freiburg
24 Benediktionale © Deutsches Liturgisches Institut, Trier
32 © Katharina Schridde
45 Hanna Strack, in: dies./Gunhild Nienkerk, Guter Hoffnung sein. Ein spiritueller Begleiter für Schwangerschaft und Geburt © Tyrolia Verlagsanstalt GmbH, Innsbruck 2013
56 Hermann Hesse, in: ders., Bäume © Insel Verlag, Frankfurt 1984, S. 10
60 © Marianne Marti-Kälin, CH-Kirchberg
65 Uwe Seidel, in: ders., daß Versöhnung blüht © tvd-Verlag, Düsseldorf 1997
66, 139 © Ralf Nico Körber 2011 (all rights reserved)
67 Ingeborg Bachmann, in: Dagmar Kutscher (Hg.), Aus dem Herzen gesprochen. Gebete von Frauen für Frauen, Pattloch Verlag, Augsburg 1992
75, 91, 96 Dorothee Nolte, in: dies., Wie eine Mutter entsteht, dtv, München 2003, S. 9–10, 16–18, 14 © Dorothee Nolte
82 Antje Sabine Naegeli, in: dies., Umarme mich, damit ich weitergehen kann. Gebete des Vertrauens © Verlag Herder GmbH, Freiburg i.Br. ²2011, S. 21
124, 136 © Regina Schwarz
124 © Irmela Brender, Sindelfingen
127 © Brigitte Enzner-Probst, München
138 © Hanna Kreisel-Liebermann, Hannover
140 © Annette Basler, Mainz

Bildnachweis

37: Stefanie Müller;
akg, Berlin: 51 Die Heimsuchung, Jacopo da Pontormo 1494–1557 © akg/De Agostini Pict. Lib.
BananaStock/RF: 52, 98
Fancy/RF: 111; Fotolia: Stefan Körber, Stanford Lone, vic36, Laurentiu Iordache, the rock, unpict, bloomua, luna, StefanieB., Peter Atkins, littlebell, Tyler Olson, oksun70, monopictures, VRD, tinlinx, HappyJOY, Africa Studio, Alexandr, Eiskönig, eliaskordelakos, Cora Müller, sylvibechle, gemenacom, WestPic, Marek M, food pictures studio, paylessimages, Ramona Heim, finecki, Kati Molin, DirkR, BeTa-Artworks, jaypicture, Le Do, Anette Linnea Rasmus, Undine Aust
iStockphoto: 6, 39 Sergey Borisov, 16 enviromantic, 19 ooyoo, 20 HappyJOY, 22/23 naphtalina, 36 Barbara Helgason, 46/47 Aldo Murillo, 53 Kelly Cline, 57 Jasmina, 62 Moncherie, 63 Marcus Lindström, 65 melissaAnne Colors, 71 Borut Trdina, 82 Courtney Keating, 100 Stefanie Timmermann, 106 dra_schwartz, 119 Goran Stimac, 125 Sze Fei Wong, 126 Jeanette Zehentmayer, 129 akiyoko
Shutterstock: 26 Loskutnikov, 28 clearviewstock, 48 Piotr Marcinski, 87 Zeljko Radojko, 88 Andriy Maygutyak, 123 Andreja Donko, 139 Melissa Schalke